全国名老中医药专家学术传承系列案例教材

总主编　许二平

跟国家级名老中医王守儒做临床

主编　丁虹

全国百佳图书出版单位

中国中医药出版社

·北 京·

图书在版编目（CIP）数据

跟国家级名老中医王守儒做临床 / 丁虹主编 . —北京：
中国中医药出版社，2022.3（2022.9重印）
全国名老中医药专家学术传承系列案例教材
ISBN 978-7-5132-6076-3

Ⅰ . ①跟⋯　Ⅱ . ①丁⋯　Ⅲ . ①中医临床—经验—中国—
现代　Ⅳ . ① R249.7

中国版本图书馆 CIP 数据核字（2022）第 001202 号

中国中医药出版社出版

北京经济技术开发区科创十三街 31 号院二区 8 号楼
邮政编码　100176
传真　010-64405721
河北品睿印刷有限公司印刷
各地新华书店经销

开本 710×1000　1/16　印张 15　字数 217 千字
2022 年 3 月第 1 版　2022 年 9 月第 2 次印刷
书号　ISBN 978 - 7 - 5132 - 6076 - 3

定价　56.00 元
网址　www.cptcm.com

服 务 热 线　**010-64405510**
购 书 热 线　**010-89535836**
维 权 打 假　**010-64405753**

微信服务号　**zgzyycbs**
微商城网址　**https://kdt.im/LIdUGr**
官 方 微 博　**http://e.weibo.com/cptcm**
天猫旗舰店网址　**https://zgzyycbs.tmall.com**

全国名老中医药专家学术传承系列案例教材

《跟国家级名老中医王守儒做临床》编委会

主　审　王守儒（河南中医药大学第二附属医院）

主　编　丁　虹（河南中医药大学）

副主编　王艳玲（河南中医药大学第二附属医院）

　　　　许小婷（河南中医药大学第二附属医院）

　　　　芦真杰（河南省职工医院）

　　　　王雪可（河南中医药大学）

编　委　（以姓氏笔画为序）

　　　　吴紫陆（河南中医药大学）

　　　　郑首慧（河南中医药大学第三附属医院）

　　　　赵　斌（河南中医药大学）

　　　　侯学敏（郑州市第一人民医院）

　　　　曹　金（南阳市中医院）

　　　　韩小幸（河南中医大学第一附属医院）

前　言

　　中医学作为中华民族的瑰宝，源远流长，博大精深，具有独特完整的理论体系和卓越的诊疗效果，为维护我国人民健康和民族繁衍做出了卓越的贡献。名老中医学术经验是中医学宝库中的璀璨明珠，对于名老中医学术经验的传承与发展是提高我国卫生健康保障水平和发展中医学术的重要支撑。如何有效、完善地传承与发扬名老中医学术经验，是当前亟需解决的重要研究课题。

　　河南是医圣张仲景的故乡，人杰地灵，名医荟萃。河南中医药大学创建于 1958 年，是全国建校较早的高等中医药院校之一，也是河南唯一的中医药高等院校。学校拥有一批以国医大师、全国名老中医等为代表的国家级名老中医，他们以精湛的医术和独特的诊疗经验在全国享有较高声誉，为我校宝贵的资源和财富。将名老中医药专家宝贵的学术经验作为教学素材，采用全新的教学方法，将其纳入教学计划并有效实施，对于深化教学改革、促进中医药学术的传承与创新具有十分重要的学术价值和现实意义。

　　随着教育教学改革的不断深化和新的国际化教育理念的引入，我国高等教育在教学内容、教学方法和教学手段等方面的改革不断创新。为进一步深化教学改革，突出办学特色，依托我校特有的资源和优势，我们组织编写了"全国名老中医药专家学术传承系列案例教材"，并在人才培养方案中设置"名老中医学术经验传承课程模块"，构建了"基于名老中医学术经验传承的案例式教学体系"。在教学实施过程中，采取以问题为中心的案例式教学方法，实现教学内容和教学方法的有效契合，达到跟名医做临床的良好效果，使名老中医学术思想和临床经验得到有效传承。

在本系列教材编写过程中，所有参编的老师们付出了大量的心血和汗水，在此表示感谢！限于编者的能力与水平，本套教材难免存在不足之处，敬请同行专家提出宝贵意见，以便再版时进一步修订完善。

全国名老中医药专家学术传承系列案例教材编审委员会

2021 年 3 月

编写说明

　　王守儒教授是全国著名的中医学家、中医教育家，第五批全国老中医药专家学术经验继承工作指导老师。王教授业医五十余载，医理精深，医道精纯，提携后学，诲人不倦，教学、医疗、科研等成绩斐然，在防治口腔黏膜病、牙周病等口腔疾病方面有丰富的经验、独到的见解和显著的临床疗效。

　　本案例教材是在整理研究基础理论与临床资料的基础上，在王守儒教授指导下完成的；初次系统整理了既往研究中散在的经验和成果，归纳了临证医案中的学术经验，凝练为学术思想，使理论总结与医案分析相结合，二者互证互补。在编写上以王守儒教授"脾旺口和"学术思想为主线，以案例为主题，以问题为中心，力求概念明确，重点突出，深入浅出，启迪思考，着力于中医思维能力的培养，以实现王守儒教授学术思想和临床经验的有效传承。

　　本教材分为学术思想和临证医案两部分。其中，学术思想重点介绍王教授"脾旺口和"学术思想的内涵及学术经验。临证医案分为口腔黏膜感染性疾病、口腔黏膜溃疡性疾病、口腔黏膜斑纹性疾病、口腔黏膜大疱性疾病、唇部疾病、舌部疾病、其他疾病。每个医案均按照诊疗的时间、次序、过程进行叙述，并在诊疗过程中提出相关问题，以启迪学生思考，最后针对相应的问题进行解析。

　　本教材的编写分工：第一章的第一节至第九节、第二章的第一节至第五节由丁虹编写，第二章的第六节、第七节由王艳玲、许小婷、芦真杰、王雪可、郑首慧、侯学敏、曹金、韩小幸、吴紫陆、赵斌共同编写。

本教材的特色在于将王教授的学术思想贯穿于每个医案的诊疗过程中，充分体现以问题为中心的教育理念。通过学习，可以使学生高效掌握王教授临证辨治的思路和方法，达到跟名老中医做临床的良好效果，为今后从事临床工作打下良好的基础，同时亦为临床医师提高业务水平提供一部良好的参考素材。

由于编写时间仓促及编者水平所限，书稿中难免存在不足之处，敬请读者提出宝贵意见，以便再版时修订和完善。

《跟国家级名老中医王守儒做临床》编委会

2021 年 10 月

王守儒简介

　　王守儒，男，1946年10月生，河南开封人，中共党员，教授，主任医师。1970年毕业于河南中医学院，遵照毛泽东"六二六"指示，分配到河南省虞城县刘集卫生院工作，为广大农民服务。1年后调到舞阳钢铁公司职工医院，1992年调入河南省中医院口腔科工作，开始运用中医药治疗口腔疾病，同时承担河南中医学院五官系及中医口腔专业教研室的筹建工作，并负责中医口腔专业的教材编写、教学、科研与临床工作，曾任河南中医学院第二临床医学院中医五官学科学术带头人，中华口腔医学会中西医结合专业委员会常委，河南省口腔医学会中西医结合专业委员会主任委员，第五批全国老中医药专家学术经验继承工作指导老师。2018年8月被中华口腔医学会中西医结合专业委员会授予"口腔中西医结合事业发展突出贡献者"荣誉称号。在王教授的努力下，2020年11月河南省中医院口腔科被评为"河南省中医专科诊疗中心建设项目单位"。

　　王守儒教授勤于总结前人及现代医家的经验，熟读中医学古籍，注重与专科临床实际相结合，并有所创新与发展，治学严谨，医德高尚，中西医口腔理论扎实，临床经验丰富，擅长以中医为主、中西医结合治疗口腔黏膜病、牙体病、牙周病、颞颌关节病及口腔肿瘤等疾病。以临床为基础，善于发现实际工作中的问题，进行科学研究，发挥临床与科研的双向促进作用，在各级学术杂志及学术会议发表或宣读学术论文20余篇，主编或参编口腔专著15部，在编2部，具有较高的理论水平和学术价值。

　　在学术上，王守儒教授认真研读中医四大经典等古医籍著作，博采众家之长，师古而不泥古，创新而不立异。其中以《黄帝内经》《伤寒杂病论》《脾胃论》《口齿类要》《温病条辨》《本草纲目》《医学衷中参西录》《医林改错》等对其影响最为深远。他秉承李东垣、薛己、叶天士等医家和孟河医派的学术思想精髓，现代中医大家李振华教授、干祖望教授、蔡福养教授等的学术特色，择善而从，得其所详而不忽其所略，领悟其中的精髓，并将之与临床实践相结合，在实践中逐步探索，形成了"脾旺口和"的学术思想。

在临床上，王守儒教授在数十年的临床实践中积累了丰富的临床经验。他以脏腑关系辨证为主，重视培补后天之本，其组方精良，用药独特，善用益气健脾及活血化瘀药物，形成了自身的治疗特色，对多种口腔疑难疾病的治疗具有独特疗效；临床上既擅长中医辨证论治，又能西医操作治疗，是国内知名中医和中西医结合治疗口腔黏膜病的专家。其医德高尚，医术精湛，得到了省内外患者的广泛认可。

在人才培养方面，王守儒教授是河南中医药大学五官学科的奠基人。在教学工作中，王教授教风严谨，师德高尚，既为青年医师和学生传道授业解惑，又常教导他们踏实做事，诚实做人；遵循校训"厚德博学，承古拓新"之旨，按照学校人才培养方案，从多层次进行中医药高等人才培养，并建立起以本科生培养为基础、研究生培养为主体、中医师承人员培养为提高、进修人员培养为补充的立体培养体系，为中医五官学科的可持续发展奠定了基础。

目　录

第一章　学术思想

中医经典是临床的基石，临床实践要建立在经典理论的学习之上，没有经典理论的学习，临床实践如无源之水。每一位中医工作者都必须多读经典，掌握其精髓，并在临床工作中灵活应用。王守儒教授认真研读中医经典著作《黄帝内经》《伤寒杂病论》《脾胃论》《口齿类要》《本草纲目》《医学衷中参西录》《重楼玉钥》《医林改错》等，并受现代国医大师李振华、干祖望及中医耳鼻喉大家蔡福养等现代名医的影响，博采众家之长，经过三十余载的不懈努力，逐步探索出口腔疾病的中医治疗方法和理论体系，形成了自己独具特色的学术思想。

第一节　重视整体观念

中医学理论博大精深，它来源于长期的医疗实践，是我国历代医家集体智慧的结晶。整体观念是中医学理论基本特点之一，其内容包括人自身整体性、人与自然及社会整体性两大方面。

口腔黏膜病病种繁多，病因复杂，往往是全身整体因素、自然环境和社会因素及精神心理因素等综合作用的结果，其发展、转归也与这些因素密切相关。所以，王守儒教授在认识和防治口腔黏膜方面，认为整体观念有三层含义：脏窍整体观、人与自然环境的整体观（天人相应观）、人与社会环境的整体观。

一、脏窍整体观

人是一个有机整体。组成人体的各脏腑、组织、器官有着各自不同的结构和功能，同时这些脏腑、组织、器官之间在结构、生理、病理、治疗等方面相互联系，处于动态平衡状态。这个整体是以五脏为中心，通过经络将六腑、五体、五官、九窍及四肢百骸等全身组织器官有机地联系起来的，构成了一个表里相连、上下沟通的功能系统，并通过气、血、精、津液的作用共同完成各项生命活动。其中，单就脏腑和外在官窍这个整体来说，也是相互影响的：一方面，官窍为脏腑的外候，脏腑的病变可在官窍上有所体现，导致官窍功能障碍，正所谓"有诸内必形诸外"；另一方面，官窍的病变往往又可导致脏腑的功能失常。口腔是脏腑的外在官窍，口腔疾病往往是内在脏腑病变的外在表现。同时，口腔疾病也可以导致内在脏腑的病变。因此，在诊断和治疗疾病时应从官窍整体观着手，从而达到治病求本的目的。

二、天人相应观

人与自然是一个有机整体。天人相应，自然界中寒暑更替、昼夜晨昏、地理环境等都对人体有着很大的影响，人要积极主动地适应或适当改造自然，才能有效预防疾病，保持身体健康。正如《素问·移精变气论》曰"动作以避寒，阴居以避暑"，《备急千金要方》曰"凡人居住之室，必须固密，勿令有细隙，有风雨得入"。某些口腔疾病随季节、气候的变化而发生或加重，如口腔扁平苔藓、复发性口腔溃疡、唇风、多形性红斑的发病多与气候的干燥炎热或风寒潮湿有关，在治疗中，王守儒教授非常重视对患者的口腔卫生宣教，强调增强体质，避免气候干燥炎热或风寒潮湿的影响，积极预防疾病。

三、人与社会环境的整体观

人与其他动物的不同之处在于，人不仅有自然性，更有社会性，不可避免地受到社会环境的影响，尤其是现代社会生活和工作节奏日益加快，人们精神压力较大，引发诸多疾病，甚至疾病谱因此而发生改变，如饮食、劳倦、情志、口腔不洁等均可导致口腔黏膜病的发生、发展。这些改变使得医学模式从单一的生物医学模式向生物－心理－社会医学模式的演变更为突出和迅速，因此医者应该重视和尽快适应这种医学模式的变化，在对发病机理的认识、疾病发展及转归的预测、心理治疗手段的应用、医患关系的沟通等方面充分考虑到这个因素，只有这样，才能有效防治疾病，促进全人类的健康。如心理因素在灼口综合征、舌痛症、叶状乳头炎等疾病的发生和发展中占有非常重要的地位，因此在这些疾病的治疗中除要增加疏肝解郁、镇静安神的药物外，还要进行必要的心理疏导。

王守儒教授谨遵整体观念，并将这个思想全面应用于临床的诊断、治疗和预防调护。他认为无论从中医还是西医的角度来看，口腔与全身在生理、病理等方面的密切关系是值得重视的。西医也认识到这个方面，强调局部疾病的全身治疗。中医的整体观念较之西医的类似观念更全面和系统，操作性更强，疗效更显著。如白塞综合征，又称白塞病，口、眼、生殖器三联征，是一种以口、眼、生殖器溃疡为主要病变的综合病症，也是一组非常复杂的全身性免疫系统疾病。病情严重者常累及关节、大血管、肺、肾、胃肠道及中枢神经系统，甚至造成多器官的损伤，预后较差。现代研究表明，细胞免疫、体液免疫、自身免疫反应、细菌或病毒感染、遗传、微循环障碍、心理因素等与该病的发生关系密切。王守儒教授根据自己多年临床经验，从脏窍整体观的角度，将该病分为湿热内蕴、毒火熏蒸型，肝肾阴亏、虚火上浮型，脾肾阳虚、经脉凝滞型三个证型进行辨证论治，调和机体气血阴阳，则口腔疾病随之而愈。

王守儒教授充分认识到自然界对口腔黏膜病的发生、发展和转归产生的影响，并指出：不同性质的邪气侵袭人体可以导致不同的疾病，其病情程度与转归也有不同。例如过敏性口炎、多形性红斑、慢性唇炎在多风的季节容易复发或加重，因此治疗时应配合祛风之药；疱疹性口炎、口角炎与湿邪有关，治疗时应加利湿、化湿、燥湿之药；慢性唇炎在干燥季节容易干燥脱皮、皲裂，因此应加滋阴润燥之品。

王守儒教授提出要从生物－心理－社会医学模式认识疾病，并对患者进行生活、心理健康指导，如教育患者要饮食有节，起居有常，忌劳逸过度，避免情绪剧烈波动。口腔黏膜病多是慢性疾病，患者需按时服药，有定期复诊、长期治疗的思想准备，并强调增强体质，积极预防疾病。

小结：整体观念是中医学理论的基本特点之一，在中医的历史长河中居于举足轻重的地位，并不断地被更多的临床实践所证明。王守儒教授掌握其要旨，将其创造性地结合到口腔疾病的理论和实践中，将之灵活运用于口腔黏膜病的诊断、治疗和预防调护中，使其在临床中发挥了重要作用。我们要学习王教授这种精神，深刻挖掘中医学的理论精髓，并使之与本专业领域实际工作相结合，灵活运用，更好地指导临床实践。

第二节　顾护后天脾胃

《黄帝内经》（下文简称《内经》）中大量地论述了脾胃的解剖、生理、病理、诊断、治疗和预防，成为后世脾胃学说的理论基础。李东垣独树一帜，开脾胃论之先河，提出"内伤脾胃，百病由生""善治病者，唯在调理脾胃"，成为补土学派的鼻祖，后世亦有不断的补充与发展，使脾胃学说的理论日臻完善，极大地推动了中医药学理论的发展，形成了独树一帜的学术流派。

王守儒教授尤其推崇李东垣的脾胃理论。他指出：从组织胚胎和解剖生理上来看，口腔与消化道在胚胎起源、解剖结构和生理功能上有密切联系，消化管腔与口舌的上皮皆由内胚层分化而来，口腔是消化道的起始部位，而口腔咀嚼也是人体进行消化和吸收的基础。中医认为脾开窍于口，与胃相表里，脾胃为气机升降之枢纽，后天之本，气血生化之源。脾气充足，健运有力，精微、津液敷布于周身，为身体所用。如脾胃功能失常，脾虚生湿，痞阻中焦，蕴而化热，湿热上蒸于口，清阳不升，浊阴不降，发为溃疡、丘疹、丘斑、疱、糜烂；阴血亏虚，生风化燥，则发为斑纹、脱屑、皲裂、萎缩；瘀血阻滞则肿块、斑纹难消。

综上，王守儒教授认为口腔黏膜病的病位在口，与心、脾、肾等脏腑功能失调有关，其中与脾（胃）关系最密切。正如经云"脾胃不足，为百病之始"，"头痛耳鸣，九窍不利，肠胃之所生也。胃气一虚，耳目口鼻俱为之病"。从临床实际来看，诸多口腔黏膜病的根本在脾胃气虚。如《丹溪心法·口齿》认识到"口疮服凉药不愈者，因中焦土虚，且不能食，相火冲上无制"。因此真正的"火"邪致病并不多见，关键为脾虚，苦寒泻火当为禁忌。即使有火，多为虚火，一味苦寒降火，只会损伤脾胃阳气，阴火反而更加肆虐。因此，口腔黏膜病应重培后天，医者当从这个角度认识和防治疾病。

另外，王守儒教授重视食疗，并对患者进行饮食调控。

1. 食疗能起协同治疗作用 "药食同源"，中医食疗是中医药宝库中的理论和实践经验都比较成熟的一部分，它是在中医理论指导下，利用食物性味方面的偏颇特性，可用于某些疾病的治疗及辅助治疗，如形体肥胖、头身困重、倦怠乏力、口甜黏腻、大便溏薄、舌胖有齿痕、苔滑腻、脉濡滑的患者为痰湿体质，应低脂、低盐饮食；在食物搭配和饮食制备方面，注意调和阴阳，使食物寒热升降无所偏倚。如烹调寒性食物时，佐以葱、姜、蒜、酒类温性的调料，以防菜肴性偏寒凉而损伤脾胃。有些食物能补虚纠偏，如干燥综合征属自身免疫性疾病，多属肝肾阴虚，患者可用银耳加枸杞同煮，代茶饮，可补肺肾之阴虚，提高机体免疫力。口腔扁平苔藓患者可用甲鱼进行食疗，以提高机体抵抗力。

2. 有些疾病需要进行饮食调控 口腔癌的危险因素之一是不良的饮食结构和饮食习惯，因此患者应避免过食油炸及腌制、过烫食物，勿吸烟、饮酒与咀嚼槟榔等。有些疾病是因机体对某些饮食不耐受引起的，如复发性阿弗他溃疡、多形性红斑、过敏性口炎、慢性唇炎、口腔扁平苔藓等，因此对这类患者在明确食物种类后，可实施个体化饮食调控，能明显预防疾病，并改善其临床症状，缩短病程，促进愈合。有些疾病如口腔扁平苔藓、多形性红斑、舌乳头炎、舌感觉异常、天疱疮等，口腔黏膜常出现充血、糜烂、溃疡、起疱，每因吃酸、麻、辣、涩、烫、坚硬粗糙等食物而加重或复发，因此这些患者应禁食这类食物。

小结：王守儒教授深受补土派的影响，在临床诊断、治疗和预防调护中重培后天，认为口腔黏膜病的基本病因病机多为脾气不足，由此产生阴津亏虚、虚火上炎、湿热上蒸、气滞血瘀、血虚生风化燥。在临床上重用补气健脾药物的"基于脾虚的扶正祛邪法"起到较好的治疗效果，从顾护脾胃的角度进行饮食调控以治疗及预防疾病。口腔黏膜病多与免疫功能失调有关，而西医学研究证明：脾脏等机体内较大的外周免疫器官对各类肿瘤细胞、有害微生物等均具有一定的过滤作用，机体的特异性免疫反应大都发生在脾脏。现代药理研究表明，健脾益气药物能明显增进脾脏的运化功能，调节机体免疫功能。

第三节　中医辨证与西医辨病结合

中医学和西医学分别运用两种不同思维方式从不同角度诠释人体的生理功能和病理变化，二者在疾病的防治方面都有独特的诊疗经验。西医的优势在于诊查手段的先进性、对局部病变病理认识的深刻性及对应治疗的彻底性；中医的优势是理论丰富、方药众多，具有简便验廉的特点，同时强调人体与自然、局部与全身的整体观念，强调"证候"与治法的辨证关系，但二者也各有其不足。将两种医疗体系的优势有机地结合起来，取长补短，以期获得口腔疾病的最佳治疗方案。

一、辨证论治与辨病治疗相结合

辨证论治是中医学的另外一个基本特点，是中医诊治疾病的基本方法。辨证是对疾病某一病理阶段的总概括，是一种多级、多路、多层次的病理生理的时空诊疗分析，是脏腑、阴阳、气血、机体多部受病的综合分析。辨证就是将四诊（望、闻、问、切）所获得的资料，通过综合、分析，辨清疾病的病因、病位、病性及邪正之间的关系，概括、总结为某种性质的证；论治则是根据辨证的结果确立相应的治疗方法，论治治疗的不是"人的病"，而是

"病的人"，是比较全面的、系统的、客观的、动态的认识。辨病就是通过西医各种检查（包括临床症状和实验室检查），得出疾病的西医诊断，即疾病的病名，所以西医学更注重辨病治疗。王守儒教授认为这两者是不可分割的。

王守儒教授注重辨证论治，强调应先辨病再辨证。不同的疾病会在某一个时期有着相同的证候，西医认为应"异病同治"，但我们强调应该在辨病的基础上再行辨证治疗。有些医者单从辨证论治的角度治疗官窍疾病，不能取得良好疗效的原因大抵如此。如天疱疮、多形性红斑、口腔扁平苔藓、创伤性溃疡等都会表现为黏膜鲜红糜烂，在病机上也同为湿热，但治疗不尽相同，所以应先辨病，结合该病的基本病因及病理，并在专科用药的基础上再结合辨证处方用药，方能使治疗更有靶向、疗效更为显著。疾病诊断明确以后再行辨证论治，即使是同一种疾病，在不同的阶段可表现为不同的证，如糜烂型口腔扁平苔藓的初期、中期、后期各有其治疗重点：初期消糜烂，治以健脾益气，清热祛湿；中期消网纹，治以健脾益气，活血化瘀；后期巩固疗效，主要是健脾益气，扶本固元。这也是在辨病前提下的辨证论治，即"同病异治"。

二、中医方法与西医手段相结合

王守儒教授提出"衷中参西，西为中用"，经常通过查阅文献、参加培训班等形式学习西医的新技术、新进展，并向西医同仁虚心请教，与许多专家常在疑难病例会诊、专业会议、教材或著作编写会等工作和活动中建立了密切的联系，并逐渐完善自己的西医口腔知识。

他山之石可以攻玉，王教授认为中医口腔科医生一定要充分利用西医的检查手段和方法为临床服务，尤其对于高危人群的口腔黏膜病及复杂、疑难的病例，如组织病理学检查对于口腔癌前病变的早发现、早诊断有着非常重要的意义，起到了一级预防的作用，与中医学的治未病思想有异曲同工之妙。王守儒教授指出："在检查时使用西医的检查手段和方法有利于明确诊断，治疗疾病时使用西药有利于提高疗效，增强患者的治疗信心，提高患者的依从性。先辨病再辨证，辨病与辨证相结合，使诊断依据更明确，治疗更有靶向。"比如对于反复糜烂、长期不愈的黏膜病，应考虑副肿瘤性天疱疮的可能，可结合 PET-CT（在检查全身系统性肿瘤方面有着无创、高效、快捷的优势）明确诊断后，再行指导后期的与内科联合治疗方案或转诊治疗，避免延误或加重病情。

另外，王教授在临床治疗中经常对患者进行心理疏导，他认为口腔黏膜病多为病情复杂、缠绵难愈的疾病，严重影响患者的日常生活和工作，部分疾病还会引起精神心理障碍，引起病情的加重，影响疾病的治疗，如口腔黏膜癌前病变（或状态）或口腔癌会加重患者的精神负担，影响治疗，口腔癌还会导致高致残率及高致死率，因此对这种疾病的治疗应积极运用多种方法，以提高疗效、提升患者的生活和生存质量。如在用中药治疗的同时，嘱患者口服如血塞通、红霉素、奥硝唑等。血塞通具有良好的活血化瘀功效，能有效改善创面局部的血液循环，加快创面的愈合；红霉素、奥硝唑能有效杀灭口腔内的厌氧菌，既能阻止溃疡因感染而扩大，又有利于创面的愈合。除运用内服药物治疗外，王教授还重视口腔局部的外治疗法，如用康复新液、西帕依固龈液含漱，以重组牛碱性成纤维细胞因子凝胶局部涂抹等。对伴有牙龈炎、牙周炎的口腔黏膜病患者，还应配合龈上洁治和（或）龈下刮治的方法去除局部刺激因素，以促进黏膜疾病的康复，并有效防止复发，预防恶变。这种中西医结合、内外合治的治疗方法大大提高了疗效。这当中，王教授认为中医药治疗应占主导，因为它既可增加整体药物的疗效，又可减少西药的毒副作用，减少西药的剂量，从而达到减毒增效的效果。

小结：辨证论治是中医学的另外一个基本特点，王守儒教授注重辨证论治，但又能根据临床专科实际情况，提出先辨病再辨证，这是基于传统之上的创新。他主张在治疗中，中医证候清楚了，有利于认识中医病因病机及确定治则和方药；西医诊断明确了，有利于明确疾病的病因及发展变化规律。在用药时以中医辨证使用中药为主，适当配合西药和手术治疗，逐渐形成了"中西合参、西为中用"的诊治思想体系。这一学术思想既继承了中医的传统理论和方法，又运用了西医的先进技术；既融合了中西医的精华，又摒弃了中西医的缺陷。

第四节 扶正祛邪五法

正气是指机体抗病和康复的能力，邪气是与正气相对而言，泛指各种致病因素。能促进和增强正气的方法称为扶正法，能祛除各种致病因素的方法称为祛邪法。王守儒教授认为正气是人体生命活动的源泉，正气虚是疾病之本，邪气实是疾病之标，治疗疾病必须以顾护人体正气为基础，或扶正以祛邪，或扶正祛邪兼施，并要做到祛邪不伤正，补虚不留邪。

王守儒教授提出扶正的关键在健脾（胃）益气与调和气血。他认为口腔黏膜病的发生必有内在脏腑虚损的基础，且多与脾（胃）有关。按照整体观念之脏腑整体观的认识，中焦虚损必然导致其他脏器功能的失调，因此，王教授在治疗时常会应用健脾疏肝、健脾补肾、健脾益肺之法，如归脾汤、柴胡疏肝散及参苓白术散等。同时，气血失调也是口腔黏膜病的发病基础，最常见的是气滞血瘀，因此王教授常用调和气血、活血化瘀之法，以小柴胡汤调畅气机、桃红四物汤活血化瘀。王教授尤其擅长使用当归，取其补血行血之意。

另外，口腔疾病多为内外合邪夹杂致病，因此王守儒教授常配合应用疏风、清热、除湿、活血、化痰等方法。

王守儒教授提出益气健脾、扶正祛邪五法包括以下几个方面，具体论述如下。

一、益气固表，疏风清热

用于口腔黏膜病兼有表虚热证者，治以益气固表，疏风清热，选用四君子汤合玉屏风散，加荆芥、防风、金银花、连翘疏风解表，清热祛风。

二、益气祛邪，清热解毒

用于口腔黏膜病兼有气虚和热毒壅盛者。王守儒教授认为体弱或年老之人，因气虚无力抗邪，致热（外热、内热）毒留滞，治以益气祛邪，清热解毒，在四君子汤的基础上加金银花、连翘、蒲公英、紫花地丁、当归、赤芍。

三、益气清热，活血止痛

用于口腔黏膜病溃疡期疼痛不止，兼有气虚和湿热（热重于湿）证候者。王守儒教授认为脾虚生湿，郁久化热；且口腔黏膜病多病程较长，久病多虚，伐伤正气，气虚不能行血，血液停滞成瘀，治以益气清热，活血止痛，选用黄芪为主药，以峻补脾气，合太子参、焦白术、茯苓以补脾化湿，又用焦三仙、鸡内金以和胃消导，使气血生化有源，再用当归、赤芍、牡丹皮、制乳香、制没药活血止痛，金银花、连翘以清解余热。

四、益气健脾，清热利湿

用于口腔黏膜病兼有气虚和湿热（湿重于热）证候者。王守儒教授认为脾气虚弱，湿热内生，日久湿重于热，湿热阻滞气机，气滞血瘀，瘀滞于口腔黏膜而发为斑纹、溃疡、结节，故治以益气健脾，清热利湿，用黄芪补益脾气，加太子参、白术、茯苓、炒薏苡仁、炒山药助黄芪健脾利水化湿，配金银花、连翘以清湿中之热，更用当归、赤芍、牡丹皮、红花、桃仁活血化瘀。上药配用，扶正祛邪，则斑纹消退，溃疡愈合，结节消散。

五、益气健脾，化痰散结

用于治疗口腔黏膜病兼有气虚痰凝证候者。王守儒教授认为脾气虚弱，水湿不化，痰湿凝滞，则无处不到。流经口腔黏膜或痰凝血瘀发为囊肿、结节、斑块，经久难愈，故治以益气健脾，化痰散结，在四君子汤的基础上加陈皮、半夏理气化痰，贝母、昆布消痰散结，煅瓦楞、三棱、莪术软坚散结，当归、赤芍、牡丹皮活血化瘀。诸药合用，共奏健脾益气、消痰化瘀、软坚散结之效。

小结：疾病的发生往往包括正虚与邪实两个方面，只有正确处理好扶正与祛邪的关系，才可以达到较好的治疗效果。王守儒教授治疗口腔黏膜病扶正主要是健脾益气，祛邪主要是祛除湿热毒邪及由此产生的痰瘀等病理产物，因此提出益气健脾、扶正祛邪五法，可见王教授在论治口腔黏膜病时注重阴阳、气血、经络、病机、脏腑关系的特点，对口腔黏膜病的治疗有很好的指导作用。

第五节　口腔黏膜病的病因病机

王守儒教授提出：阴阳气血失和是疾病发生的总纲，脾气不足是疾病发生的基本病因病机，瘀血阻滞是疾病发生的关键病因病机。

一、阴阳气血失和是疾病发生的总纲

王教授认为：口腔黏膜病发生的根本原因在于人体功能的太过或不及，即阴阳失调。太过，就会发生实证、热证；不及，就会发生虚证、寒证。《素问·生气通天论》云："阴平阳秘，精神乃治，阴阳离决，精气乃绝。"《医略存真》曰："临大症，审定阴阳，用药必须应手。"故口腔黏膜病的诊治需明辨阳中之阴，阴中之阳，真热假寒，真寒假热，此即《内经》所说："谨查阴阳所在而调之，以平为期。"中医讲求天人合一，整体观念，宏观立论，阴阳调和。人与自然失和，人与社会失和，尤其各种因素（饮食、劳倦、情志、口腔不洁等）导致的机体或局部的阴阳失和、脏腑失和、气血失和，均可导致疾病的发生。西医学认为，口腔黏膜病与机体的全身状态关系密切，机体功能（如免疫功能）失调导致口腔黏膜病的发生与发展。两种医学在整体观的认识上是一致的。

二、脾气不足是疾病发生的基本病因病机

文献对口与脾（胃）的关系记载较多，如《灵枢·经脉》曰："脾，足太阴之脉，连舌本，散舌下。"《诸病源候论》曰："脾与胃和，胃为足阳明，其经脉起于鼻、环于口。其支脉入络于脾，脾胃有热，气发于唇。"又云："足

太阴为脾之经，其气通于口。足阳明为胃之经，手阳明为大肠之经，此二经脉并夹于口。"《太平圣惠方》言："脾胃有热，气发于唇，则唇生疮而肿也。"《寿世保元·口舌》曰："口疮者，脾气凝滞加之风热而然也。"从组织胚胎和解剖生理上来看，口腔与消化道在胚胎起源、解剖结构和生理功能上有密切联系，消化管腔与口舌的上皮皆由内胚层分化而来，口腔是消化道的起始部位，而口腔咀嚼也是人体进消化和吸收的基础。因此，王教授认为口腔黏膜病的病位虽在口，与心、脾、肾等脏腑有关，但以脾（胃）为最甚。正如经云"脾胃不足，为百病之始"，"头痛耳鸣，九窍不利，肠胃之所生也。胃气一虚，耳目口鼻俱为之病"。

脾开窍于口，与胃相表里，脾胃为气机升降之枢纽，后天之本，气血生化之源。脾气充足，健运有力，精微、津液敷布于周身，为身体所用。若脾胃气虚，运化无力，一是津液不能按时输布于口腔，成为湿浊，湿浊郁久而生内热，湿热上蒸于口；二是脾气虚弱，不能化生阴液，阴液亏损，则不能滋润口舌，则口疾难以愈合；三是瘀血阻滞，病情缠绵难愈。《医略存真》曰："盖湿生于脾，郁久不解，湿邪化热，以致疮痍外发，若脾气旺，则运行速，而湿不停，疮痍亦将自愈。"《丹溪心法·口齿》曰："口疮服凉药不愈者，因中焦土虚，且不能食，相火冲上无制。"因此真正的"火"邪致病并不多见，关键为脾虚，苦寒泻火当为禁忌，即使有火，多为虚火，一味苦寒降火，只会损伤脾胃阳气，阴火反而更加肆虐。

王教授在查阅大量文献，汲取前人及现代医家宝贵经验的基础上，结合多年来的临床经验，发现损伤脾胃、导致脾气不足的原因有以下几个方面。

1. 饮食因素 嗜食肥甘厚味或刺激之物，饥饱失常，损伤脾胃，饥饱失常致食积、痰湿等，或寒热错杂，或气虚湿阻，或气血亏虚，或气虚发热。正所谓"饮食自倍，肠胃乃伤"（《素问·痹论》）。

2. 情志因素 《脾胃论》曰："喜怒忧恐，损耗元气，资助心火。火与元气不两立，火胜则乘其土位，此所以病也。"精神心理因素在口腔黏膜病的发生、发展和转归中起着非常重要的作用，多是五志过极，损伤相应脏腑，心肾不交，心火亢盛，母病及子，侵犯脾土，形成阴火。正所谓"气血冲和，万病不生，一有怫郁，诸病生焉"（《丹溪心法·六郁》）。

3.社会因素　现代人的生活节奏紧张，工作压力大，劳倦过度也会影响脾的运化，正所谓"形体劳役则脾病"。

4.医疗环境　口腔黏膜病多病程迁延，缠绵不愈，患者多方求治，在大量使用抗生素及苦寒药等之后来就诊，日久伤脾，即"久病必虚"。

王守儒教授认为在口腔黏膜病的发生、发展过程中，脾失健运可出现以下四种转归。

1.脾虚不足，失于运化，则精微物质无以上乘于口，口舌失养，则舌红光亮无苔、灼痛或口淡无味、感觉不适；阴津亏虚，口腔黏膜失去滋润，络脉受损而成黏膜萎缩、干燥、皲裂、口腔感觉异常，如干燥综合征、唇炎、灼口综合征等；虚火上炎则黏膜疼痛、萎缩、结痂、斑纹，如萎缩性舌炎、口腔扁平苔藓、口腔白斑、灼口综合征等。

2.脾虚生湿，郁久化热，湿热上蒸于口，腐蚀黏膜发为黏膜疼痛、糜烂、溃疡、丘疹、丘斑、假膜、大疱，如白色念珠菌病、口腔溃疡、白色水肿、多形性红斑、感染性口炎等。

3.脾气虚久，无力推动血液在脉管中运行而致瘀血阻滞脉络，且不通则痛，发为黏膜斑纹、色素沉着、肿块、疼痛，如口腔溃疡疼痛、口腔扁平苔藓、口腔白斑、牙龈出血、舌衄。

4.因瘀血不去，新血不生，血虚生风化燥，发为黏膜斑纹、脱屑、皲裂等病损，如口腔扁平苔藓、口腔白斑、慢性唇炎等。"久病多瘀"，瘀血不去，病情迁延不愈。

临床上多以清热泻火、滋阴降火等方法论治，有时或可取得较好的短期疗效，但对于控制复发或防止恶变则力不从心。

综上，王教授认为口腔黏膜病的基本病因病机多为脾气不足，由此产生阴津亏虚、虚火上炎、湿热上蒸、气滞血瘀、血虚生风化燥。在临床上，王教授重用补气健脾药物的"基于脾虚的扶正祛邪法"起到良好的治疗效果。

三、瘀血阻滞是疾病发生的关键病因病机

《经》云:"天以阳生阴长,地以阳杀阴藏。"清阳上升,浊阴下降,上下相召,动静相替,升降相因,阴阳相合,天地交泰,化生万物。人与天地之气相参,周身阴阳气血的循行与输布也是升降出入的矛盾运动过程。各脏腑组织器官的功能活动都离不开气机的升降出入,而脾胃是人体气机升降的枢纽,若脾胃气机阻滞,上下不能相通,日久可由气及血,由经入络,由外而里,若影响血分则形成气血俱病,经络不利,形成瘀血之证。又气虚无力推动血行,久而成瘀,瘀久化热,瘀热交结,灼伤脉络,血不循经,以致口腔黏膜糜烂、溃疡、红肿、疼痛、斑纹、肿块、出血等,瘀血不去则新血不生,进一步加重气血亏虚,如《难经本义》曰:"气中有血,血中有气,气与血不可须臾相离,乃阴阳互根,自然之理也。"指出气和血相互依存,相互滋生,气为血之帅,血为气之母,气病及血,血病及气,气血同病,则发疾病。王教授根据长期临床发现:绝大多数口腔黏膜病患者均有血瘀征象,只是程度不同,且瘀血的发生比例及程度与病程成正相关。因此,口腔黏膜病的关键病因病机为瘀血阻滞。

第六节 口腔黏膜病的治则治法

一、以和为贵,以平为期

中医学术流派纷呈,王守儒教授对各家学说广有涉猎,颇有见地。他摒弃门户之见,博采众长。他指出,各个时代医家之所以会形成不同的学术思想及辨治特色,与其所处的时代、历史背景及就医群体的生活环境是密不可分的。目前处于和平年代,国泰民安,且地处中原,少有灾害发生,一派祥和景象,故强调"以和为贵,以平为期"。

他尤其推崇李东垣的脾胃理论,脾胃位居中焦,为阴阳升降之枢纽,如

中气虚弱，致脾胃升降失常，脾虚生湿，痞阻中焦，蕴而化热，湿热上蒸于口，清阳不升，浊阴不降，发为溃疡、丘疹、丘斑、疱、糜烂和溃疡，阴血亏虚生风化燥，则发为斑纹、脱屑、皲裂、萎缩，瘀血阻滞则肿块、斑纹难消。

如复发性口疮，病因分虚实，辨证分阴阳，结合多年来的临床经验，王教授发现本病的临床表现以看似火热为多，但真正的火邪致病并不多见，关键为脾虚，苦寒泻火当为禁忌，即使有火，多为虚火。李东垣认为脾胃元气与阴火不两立。脾胃内伤，则元气衰微，元气不足，则阴火内生，所以用黄芪、太子参、白术、茯苓益气健脾化湿，焦三仙、鸡内金鼓舞脾胃阳气，阳升而阴火自降，扶正而邪自去，达到阴平阳秘。

因脾胃相表里，因此治法以益气健脾为先，但也应不忘健脾和胃，消食导滞，补中有消，使得补而不滞。口疮的病机，除了脾虚不运，湿浊内停，久而湿热上蒸口腔黏膜而发病，还有脾阳不健，运化无力，水谷精微不能四布，留于体内，久之化生痰浊，阻滞气机，以致血行不畅而成瘀血，故在益气健脾利湿的同时也应不忘活血化瘀，临床常用当归、赤芍、牡丹皮、桃仁、红花等，并应将活血化瘀贯穿始终，应合中医"治未病"的思想。

在辨证阴阳的同时，对相表里的脏器要有所考虑，因中医学讲求因人制宜，每位患者的体质不同，病情和病程也各异，故要根据证候综合分析病机，并指导临床用药，使阴阳、脏腑调和，这也是"和"法的具体体现。

二、扶正祛邪相兼

《景岳全书》曰："正以气之为用，无所不至，一有不调，则无所不病。"王守儒教授擅用益气健脾、扶正祛邪五法治疗口腔黏膜病。

第七节 口腔黏膜病的诊疗模式与辨治特色

一、诊疗模式

王守儒教授提出"辨病－辨证－辨体质"三位一体是符合现代临床实践的中西医结合临证的诊疗模式，在口腔黏膜病的临床实践中具有重要的指导性和较强的可操作性。运用现代科技手段和方法，明确口腔黏膜病的诊断；在"以病统证"基础上，力求证型的简化和标准的统一，辨证施治，以改善症状、防止复发、预防恶变为重点；辨体质以指导口腔黏膜病高危人群的防治和生活方式（包括口腔卫生保健措施）。如此病证结合，以病统证，辨证辨质，谨守病机，能够加强中医药诊治口腔黏膜病的规范化，提高临床诊治效率，使中医药在口腔黏膜病的临床工作中，更好地发挥未病先防、既病防变、已变防进的作用。

二、辨治特色

徐大椿《兰台轨范》曰："一病必有主方，一方必有主药，或病名同而病因异，或病因同而病症异，则又各有主方，各有主药，千变万化之中实有不移之法。"王守儒教授结合多年临床经验，以辨病为纲，以"基于脾虚的扶正祛邪"治疗大法治疗口腔黏膜病，可以执简驭繁，囊括绝大多数口腔黏膜病，比传统的辨证更符合临床实际，而且操作性强，疗效显著。

第八节　口腔黏膜病的用药特色

一、重培后天，兼顾清热凉血及活血化瘀药的使用

王守儒教授认为口腔黏膜病的基本病因病机多为脾气不足，关键病机为瘀血阻滞，以自拟益气活血汤（黄芪、太子参、焦白术、茯苓、当归、赤芍、牡丹皮、焦神曲、焦麦芽、焦山楂、鸡内金、甘草）为基本方进行加减。方中太子参补气生津，且药性平和，不化燥伤津。《本草再新》载："补脾土，消水肿，化痰止渴。"《饮片新参》曰："补脾肺元气，止汗生津，定虚惊。"当归补血活血，且补中有动，行中有补，为血中之气药，《神农本草经》载当归能"主诸恶疮疡、金疮"，二药合用，益气养血活血，为君药。黄芪具有补益中气、升发清阳之功效；茯苓利水渗湿、健脾、安神；赤芍清热凉血，散瘀止痛，临床常用于热毒痈肿疮毒；牡丹皮清热凉血，活血散瘀，四药合用，益气活血，共为臣药。另辅焦白术补气健脾，燥湿利水。焦神曲、焦麦芽、焦山楂、鸡内金消食导滞，补中有消，补而不滞，为佐药，补益与宣通并用，补而不腻，并兼顾护胃气。甘草调和诸药为使。多项研究表明，该方主要成分在调节免疫功能、改善患者微循环障碍等方面具有较好疗效。

临证应在此方的基础上加减，黏膜充血糜烂、疼痛甚者为热毒较盛，加金银花、连翘、蒲公英、紫花地丁、淡竹叶、制乳香、制没药等；糜烂甚，舌苔黄厚腻者为湿热较盛，应在清热解毒的基础上加佩兰、薏苡仁、山药以加大健脾化湿的力度；黏膜有粗糙、木涩、麻木感或刺痛感者为气滞血瘀，加川芎、制乳香、制没药、桃仁、红花、丹参、郁金等以活血化瘀；神疲乏力，口腔黏膜伴有无味感者为气血亏虚，重用黄芪（60g），改太子参为党参。方中可加炒山药、炒薏苡仁以渗湿利湿，以防清热解毒的药物引起大便溏泄。如在王教授自拟的口疮灵方中可看出太子参、炒白术、茯苓用量较大，而清热、凉血、活血的药物用量相对较小，从而可以发现王教授治疗该病的培

补后天、兼顾清热凉血及活血化瘀的学术思想和"慎于寒凉而不废"的用药特色。

二、健脾益气类药的使用

基于对口腔黏膜病的病因病机的认识，王守儒教授提出"基于脾虚的扶正祛邪法"，常用四君子汤化裁，经药理实验研究证明这些药物都具有免疫调节作用，同时，这些补益药物之间也存在着协同增效作用。

王守儒教授在选择这类药物时大有深意，其中选太子参而不是人参，太子参具益气健脾、生津润肺之功效，用于脾虚体倦、食欲不振、病后虚弱、气阴不足、自汗口渴、肺燥干咳等症，与人参、党参相比，属于清补之品。白术健脾燥湿，加强太子参益气助运之力，与前者是相须为用。茯苓甘淡渗湿利水、健脾和胃，苓术相配，有祛湿以助健脾之意，则健脾祛湿之功益著。炙甘草益气和中，调和诸药。此外，王教授还重传承，融新知，将医理与药理相结合。黄芪具有益气健脾、升阳固表、托毒生肌、利水消肿等功效，自古以来就为上等营养补品，有参芪同效之说。大量药理实验研究表明其有明显的免疫调节功能。当归除具补血和血、调经止痛、润燥滑肠之功效外，尚有较强的免疫调节作用。这些药物皆为平和之品，不偏盛，不燥热，补而不峻，共奏益气健脾之功。

三、顾护胃气的用药经验

因脾胃相表里，因此治法以益气健脾为先，但也应不忘健脾和胃，以消食导滞，补中有消，使得补而不滞。

一方面，主方中的益气健脾药物的运用本来有助于固护胃气；另一方面，王守儒教授选药也有深意，常选药性平和、口感较好且不滋腻、不燥热、不碍胃的药物。如益气健脾用清补的太子参，而不用党参；为增强药材健脾作用，白术、山药、薏苡仁、山楂、神曲、麦芽均是炒用；滋阴选用北沙参、麦冬、生地黄、石斛、玉竹；为缓和对胃的刺激性，乳香、没药制用等。"化湿忌伤阴，清热防败胃"，芳香化湿用轻灵之佩兰、藿香；利湿则用泽泻、薏苡仁等；清热用金银花、连翘、竹叶；和胃则用白豆蔻、砂仁、木香、厚朴花。清热解毒用金银花、连翘、蒲公英、紫花地丁。部分口腔黏膜病为癌前病变或癌前状态，为防止癌变，故加白花蛇舌草、半枝莲等，而不用大黄等大苦大寒之品，以免伤胃。活血化瘀常用当归、赤芍、牡丹皮、桃仁、红花、丹参、郁金，而不用虫类破血逐瘀之品。理气选用佛手、香橼理气而不伤阴之品。最后用鸡内金、焦麦芽、焦山楂、焦神曲以消导和胃、补而不滞。

四、对药的应用经验

对药又称药对，系用相互协同、相互制约以增强疗效的几味药组方，疗效确切。常用的对药形式有相助配对、相制配对、寒热配对、动静配对、散收配对和升降配对等。历代医家都很重视对药的运用，在张仲景有名有药的252个经方中，约有40个仅有两味药，可谓是最早的药对。现代名医施今墨喜用对药，擅用对药，临床常用对药有370余对。王守儒教授在口腔疾病的临床治疗中经常使用对药，逐步总结出多对临床效果颇佳之对药，如桃仁与红花、丹参与郁金、三棱与莪术、石斛与玉竹、山药与薏苡仁、乳香与没药等。他认为，应用时一方面须熟知药物性味归经、功能主治，另一方面须斟酌药物之间互相配合、互相制约之特性。在辨证论治的基础上使用对药，能够充分发挥药物在处方中的作用，从而获得满意疗效。

第九节　擅治疾病的用药经验总结

一、口腔扁平苔藓

口腔扁平苔藓是一种较常见的口腔黏膜慢性炎症性疾病，其患病率为0.1%～4%，是口腔黏膜病中仅次于复发性口腔溃疡的常见疾病。本病好发于中年女性，多数患者具有疼痛、粗糙不适等症状。皮肤黏膜可单独或同时发病，癌变率为0.4%～2%，世界卫生组织将其列为癌前状态的范畴。根据其临床症状，属于中医学"口癣""口糜""口疳"等范畴。

目前西医对本病病因的认识尚不明确，认为常见的有精神因素、内分泌因素、免疫因素、感染因素、微循环障碍和其他因素等。在临床治疗方面，西医多使用免疫抑制剂（如泼尼松、氯喹、环磷酰胺、硫唑嘌呤等）、免疫增强剂（如聚肌胞、转移因子、干扰素、胸腺素、匹多莫得等）、抗角化药物（如维A酸、异维A酸、阿维A、阿维A脂等）、抗感染（包括抗厌氧菌、抗真菌、抗细菌）。抗厌氧菌感染药物有甲硝唑、替硝唑，奥硝唑等；抗幽门螺旋杆菌感染药物常用三钾二枸橼酸钠铋剂；抗真菌感染药物有氟康唑、伊曲康唑、2%～4%碳酸氢钠、制菌霉素、咪康唑、克霉素等；抗细菌常用氯己定、乙酰吉他霉素含片、阿莫西林分散片，以及其他治疗如补充维生素、心理治疗、局部激光、微波治疗等。中医认为本病与全身各脏腑功能失调密切相关，多认为与火、湿、虚、瘀有关，辨证分型较多，有的采取中西医结合的方法，结合外治法等，治疗效果不一。

王守儒教授通过长期临床实践，提出本病为本虚标实证，其中脾气不足为其本，湿热与血瘀为其标，并将本病的病因归纳为"虚""瘀""湿""热"四个方面。他认为：脾气虚弱，失去运化，气血生化乏源，无以上乘濡养口腔黏膜，则见口腔黏膜的干燥、苔藓样变；气虚则不能行血，血液停积则致血瘀，阻滞经络，导致口腔黏膜粗糙、白色网纹等；脾虚不能运化水湿，水湿内停，郁而发热，或与热邪相互搏结，熏蒸于口腔，而致黏膜糜烂、溃疡等。王教授根据口腔局部病损特点，从整体观念出发，全身辨证结合局部辨证，在治疗上重用益气健脾固其本，活血化瘀、清热化湿治其标，方用自拟苔藓方。基本药物有黄芪、太子参、焦白术、茯苓、当归、赤芍、牡丹皮、苦参、白鲜皮、蛇床子、茵陈、鸡内金、焦山楂、焦神曲、焦麦芽、甘草。其中黄芪、太子参、焦白术、茯苓益气健脾；当归、赤芍、牡丹皮活血化瘀；苦参、白鲜皮、蛇床子、茵陈清热利湿；鸡内金、焦三仙和胃消导；甘草调和诸药。全方共奏益气活血、清热祛湿之功，使气虚得补，湿热得行，瘀血得下，标本兼顾。现代药理研究认为，当归、太子参、黄芪、红花、赤芍、牡丹皮等药物可以改善血液循环，并具有调节免疫的功能。临床应用可根据具体症状随症加减。如脾胃湿热较重，症见口腔黏膜充血糜烂、疼痛感明显者加制乳香、制没药、淡竹叶、连翘等；气滞血瘀较重，症见黏膜有木涩、粗糙、麻木或刺痛感者加柴胡、牡丹皮、郁金、桃仁、红花、丹参等；热盛者加黄连、金银花、淡竹叶；湿盛者加佩兰、薏苡仁；腹胀者加砂仁、木香；气血亏虚，症见神疲乏力、口内不适、口淡无味感者易太子参为党参，加重黄芪剂量等。为了缩短疗程，缓解症状，提高患者治疗信心，王教授在中医辨证论治的基础上，针对本病病因病理及临床症状有选择地联合西药治疗，如抗厌氧菌选用奥硝唑、克拉霉素等；补充维生素 AD 和维生素 E；糜烂时用贝复新局部涂抹，糜烂严重时加用泼尼松口服或用曲安奈德合利多卡因局部基底注射；后期无糜烂，网纹消失，应巩固治疗，加转移因子胶囊、贞芪扶正胶囊、匹多莫德片等以益气健脾，提高免疫功能，防止复发。

王守儒教授认为应在益气健脾思想的指导下，根据病变发展的不同时期，治疗应有所侧重。如对于糜烂性口腔扁平苔藓，初期的治疗目标是消糜烂，治以健脾益气，清热祛湿；中期的治疗目标是消白纹，治以健脾益气，活血化瘀；后期的治疗目标是健脾益气，扶本固元，以巩固疗效，防止复发。三个时期不是截然分开，而是各有侧重。对于糜烂型病变，如口腔黏膜充血糜烂、疼痛甚者，舌红苔黄（热重于湿）加蒲公英、紫花地丁、金银花、连翘、黄连等清热解毒药，加制乳香、制没药、桃仁、红花、泽兰等以活血止痛、敛疮收口。糜烂面大，假膜较多，口黏腻不爽，舌苔厚腻，大便黏腻或溏薄（湿重于热），重用黄芪、炒山药、炒薏苡仁等健脾祛湿药。黏膜色暗红，白纹明显或质地较韧，黏膜有木涩、麻木、粗糙或刺痛感（气滞血瘀），加柴胡、牡丹皮、郁金、丹参、川芎、桃仁、红花以活血化瘀。在疾病恢复期，王教授注重脾胃的调养，在原方的基础上减少清热利湿药，重用健脾药黄芪（30～60g），加理气药如柴胡、木香、陈皮等。王教授重视对患者的心理健康和生活健康指导，特别是有恐癌倾向、抑郁倾向的患者，更应该做好病情解释及预防调护的宣教。

[病案举例] 赵某，女，51 岁，2015 年 2 月 28 日初诊。

主诉：口内溃烂疼痛 2 年。

病史：患者 2 年前无明显原因出现口腔黏膜溃烂、疼痛，在当地医院诊断为"复发性口腔溃疡"，给予复合维生素、口腔炎喷剂、万应胶囊等治疗，无明显效果。后到郑州市人民医院诊断为"口腔扁平苔藓"，给予羟氯喹、泼尼松、增生片、白芍总苷等药物治疗，有所好转，但停药后复发，为求进一步诊治来诊。

现症：发病以来体倦乏力，纳呆，食后腹胀，口黏不渴，睡眠较差，大便质稀。既往有溃疡性结肠炎数年，甲状腺结节 2 年，乳腺切除术史 2 年，类风湿关节炎 3 年。

检查：形体消瘦，口腔卫生较差，色素（++），结石（++）。下唇淡白色花纹，上颌牙龈、两颊及左侧颊沟黏膜广泛白纹、充血、糜烂，上覆盖黄白色假膜，舌腹白纹，糜烂，触之疼痛，出血，质软。牙齿 26、36 缺失，27、47 残冠，冠周白纹、充血。右下肢皮肤紫红色六角形皮损。舌红苔黄腻，舌腹静脉迂曲，脉沉缓无力。

中医诊断为口糜，辨证为脾虚血瘀，湿热上蒸型。西医诊断为口腔扁平苔藓（糜烂型）。中医治疗：益气健脾，清热利湿，活血化瘀。方药：黄芪30g，太子参 30g，炒白术 20g，茯苓 30g，当归 15g，牡丹皮 10g，赤芍 10g，白芍 10g，制乳香 10g，制没药 10g，金银花 30g，苦参 10g，白鲜皮 10g，蛇床子 10g，鸡内金 10g，焦山楂 10g，焦麦芽 10g，焦神曲 10g，甘草 6g，炒山药 30g，炒薏苡仁 30g。维生素 E 软胶囊 1 粒 / 次，3 次 / 日；维生素 AD 软胶囊 1 粒 / 次，3 次 / 日；1% 碳酸氢钠液 10mL，3 次 / 天，含漱；头孢丙烯分散片 0.25g，2 次 / 日；奥硝唑分散片 0.5g，2 次 / 日；唇甘油局涂频涂。全口龈上洁治。调磨 27、47 残冠锐利牙尖并及时进行冠修复。

按：本患者为中老年女性，既往有乳腺切除术、类风湿关节炎史，前者会让患者免疫力降低，而后者属免疫系统疾病，加之溃疡性结肠炎数年，损伤脾胃，这些都是致病因素。治疗史对诊断有提示作用。口腔检查发现全口较大范围黏膜有典型的白纹、充血、糜烂和右下肢皮损，可诊断为糜烂型口腔扁平苔藓。口腔卫生差及牙齿残根可作为本案口腔扁平苔藓的局部致病因素，因此治疗时给予全口龈上洁治，调磨 27、47 并及时进行冠修复。根据局部充血、糜烂、触痛，发病以来体倦乏力，纳呆，食后腹胀，口黏不渴，睡眠较差，大便质稀，舌红苔黄腻，舌腹静脉迂曲，脉沉缓无力，可辨证为脾虚血瘀，湿热上蒸型，故治以益气健脾，清热利湿，活血化瘀。本案病程较长，病变范围广泛，疼痛较甚，所以配合抗生素短期使用，1%碳酸氢钠液既是针对病因用药，也可以预防口腔内真菌感染。

二、复发性口腔溃疡

复发性口腔溃疡是指发生在口腔黏膜上的浅表糜烂性或溃疡性损害，是口腔黏膜病中最常见的多发病。本病具有复发性及自限性的特点，且有明显灼痛感，好发于唇、舌、颊及上腭等口腔黏膜角化程度较差的部位。根据其临床特征，当属中医学"口疮""口破""口疡"等范畴。中医学认为本病虚实寒热错杂，发病多与火有关，包括实火（脾胃积热、心火上炎、肝郁化火）、虚火（肾虚火旺）两大类型，另外还有阳虚口疮。

王守儒教授提出本病是一个长期反复发作的疑难之证，在治疗中应注意标本缓急，如为虚火上炎，属本虚标实证，可攻补兼施；实火型也不可一清到底，尤其是后期要以调理脾胃为主。口疮发作可以分为三个阶段，这三个阶段的病情不同，治疗时的侧重点也有所区别。发病初期，应扶正祛邪并重，以减少发作，扶正以增强抗病能力；高峰期则以祛邪为主，以减轻症状，缩短高峰时间；后期应侧重调理脾胃，扶本固元，预防复发。王教授通过长期临床观察，认为本病基本病机多为脾虚血瘀、心火上攻，治以益气健脾活血、清心降火敛疮之法。基本方剂为自拟口疮灵方，药物有太子参、焦白术，茯苓、当归、赤芍、牡丹皮、金银花、黄连、肉桂、白花蛇舌草、鸡内金、焦神曲、焦麦芽、焦山楂、甘草。方中黄芪、太子参、焦白术、茯苓益气健脾以补后天；当归、赤芍、牡丹皮活血化瘀、止痛敛疮；金银花、黄连、白花蛇舌草清心降火；肉桂既防止清热药物寒凉太过，又与黄连同用为交泰丸，引火归原，心肾相交；鸡内金、神曲、麦芽、焦山楂消导和胃、补而不滞；甘草调和诸药。诸药合用，共奏益气健脾、活血化瘀、清心降火、止痛敛疮之效。

临证应灵活加减，如脾虚较甚加黄芪；热毒炽盛加青黛、板蓝根、连翘、蒲公英、紫花地丁；心火盛加淡竹叶、木通、灯心草；便秘加大黄；肝胆有热，咽干口苦加黄芩、龙胆草；胃阴不足，口干乏津加石斛、玉竹；湿盛苔腻加佩兰、木香、砂仁；便稀加薏苡仁、山药、白扁豆；溃疡面肿大且深加炮山甲、皂角刺；溃疡久不愈合加鹿角霜、五倍子。女性患者经前口疮复发，多因肝郁气滞，气郁化火所致，应在上方加柴胡、白芍、香附、黄芩。若经前期综合征明显，月经不调，且易在此时复发，又应因势利导，疏肝调经。

王守儒教授认为本病的治疗应以中医辨证为主、西医辨病为辅，二者结合才能提高疗效，减轻药物的毒副作用，加速疾病的愈合。对于病情严重（如腺周口疮）或长期不愈的患者，可先用激素和细胞毒类药物控制症状，同时中医辨证用药抑制其毒副作用，待症状控制后再用中药巩固疗效。平时应重视饮食和口腔护理，如饮食清淡，少食辛辣醇酒及肥腻厚味之品。同时生活起居要规律，避免过度劳累和心情紧张等。本病迁延反复，缠绵不愈，患者要有长期治疗的思想准备。症状愈合后应继续巩固治疗和调护，以防止复发。还应告诉患者本病预后良好，并发症少，不会发生癌变，以解除患者的急躁情绪和恐癌心理。

[病案举例] 王某，男，59岁，2014年11月22日初诊。

主诉：口腔反复溃疡疼痛6年，加重2周。

病史：患者6年来口内反复溃烂疼痛，严重时每月发作3～4次，每次发作7～10天，溃疡发作部位不固定，无发热、头痛、咽痛等，否认眼及外阴溃疡，曾在当地医院诊断为"复发性口腔溃疡"，给予抗生素、激素、维生素治疗，暂时能控制发作，但又反复发作。近2周来因熬夜而复发，未愈。既往有慢性浅表性胃炎病史。

现症：患者较瘦，溃疡灼痛影响说话和进食，纳差、乏力、眠可，偶有便溏。

检查：患者形体消瘦，一般情况好，下唇内侧和舌右侧各有一较大溃疡，周围边缘略红肿充血，中间凹陷，表面覆黄色假膜，触痛明显，区域淋巴结稍大。舌质红，边尖有瘀点，苔黄厚腻，脉可。既往史：有慢性胃炎病史两年。辅助检查：14C 呼气试验值为 763。

中医诊断为口疮，辨证为脾虚血瘀，湿热上蒸型。西医诊断为复发性口腔溃疡。中医治疗：健脾益气活血、清心降火敛疮。方用自拟口疮灵方，药物有太子参 30g、焦白术 10g、茯苓 30g、当归 15g、赤芍 10g、牡丹皮 10g、制乳香 10g、制没药 10g、金银花 30g、黄连 10g、肉桂 5g、白花蛇舌草 12g、鸡内金 10g、焦神曲 10g、焦麦芽 10g、焦山楂 10g、甘草 6g。奥硝唑片 0.5g，2 次 / 日；克拉霉素片 0.25g，3 次 / 日；奥美拉唑肠溶胶囊 20mg，2 次 / 日；葡萄糖酸锌颗粒 1 袋，3 次 / 日；康复新液 10mL，3 次 / 日，含服；贝复济局用。

按：本患者有慢性胃炎病史，久病而致脾虚，脾虚不运，水湿内停，湿郁化热，湿与热结，湿热上蒸口腔黏膜，而致溃疡。又久病有瘀，故本病病机为脾虚血瘀，心火上炎。王教授在中医辨证用药的同时，针对西医病因及检查结果选用抗幽门螺旋杆菌三联方；患者食欲缺乏，用葡萄糖酸锌颗粒补锌；康复新液和贝复济敛疮收口；转移因子胶囊调节免疫，以巩固疗效。王教授认为，此患者近期发作频繁，疼痛剧烈，溃疡表面假膜较多，表明合并感染，故用替硝唑、克拉霉素抗厌氧菌以控制感染，促进愈合。

三、萎缩性舌炎

萎缩性舌炎又称光滑舌，是舌背黏膜的慢性萎缩性炎症，常由多种全身性疾病引起。临床表现除舌黏膜表面的乳头萎缩消失外，舌上皮全层乃至舌肌均可萎缩变薄，全舌呈红绛光滑如镜面。患者自觉舌体麻木灼痛，进刺激性食物舌痛加重，并有唾液减少、口干等症状。根据其临床症状当属中医的"镜面舌"。

历代医家认为本病多由阴虚火旺、气血两亏、脾胃积热、脾胃气虚等所致。基于《内经》心气通于舌、心开窍于舌及脾气通于口、脾开窍于口的理论，王守儒教授认为本病病位在口腔，病脏主要在心脾，病机为心脾两虚、气阴两伤、阴虚火旺。其中心脾两虚、气阴两伤为其本，阴虚火旺为其标。脾气虚弱则无以运化水谷，则气血生化不足，更不能输布水谷精微物质上乘于舌体，胃气虚弱，不能蒸腾于舌，则舌失濡养而舌光无苔或少苔，舌失濡润则舌干、裂纹。舌体以肌肉为本，而脾主肌肉，如脾气不足、精血乏源，无以化生，则舌体瘦薄。又机体阴血亏虚，心失所养，心阴不足，虚火内生，上灼于口舌，则舌干、舌痛；如病久耗气伤阴更甚，气阴不足，加重病情，表现为舌质红绛而干燥，甚者发生龟裂。久病多瘀，瘀血的存在又加重病情，延缓病程。

王守儒教授认为本病在治疗上应益气健脾活血，清心降火敛疮，方用自拟舌炎方。基本药物组成有黄芪、太子参、焦白术、茯苓、当归、赤芍、牡丹皮、石斛、玉竹、淡竹叶、黄连、鸡内金、焦山楂、焦神曲、焦麦芽、甘草等。方中太子参性偏寒凉，能补气健脾、养阴生津，属补气药中清补之品。焦白术、茯苓益气健脾渗湿。血为气之母，气虚日久，营血亏虚，瘀血阻滞，故用当归养血活血，赤芍、牡丹皮凉血活血，三者配伍，既有养血之功，又有凉血活血之效，即"补中有活，补中有清"之意。石斛、玉竹既滋养胃阴，又清热润燥。淡竹叶、黄连清降心火，则阴液不再受损。再以鸡内金、焦山楂、焦麦芽、焦神曲三仙开胃和中。补气健脾药与消食行气药同用，即"消补兼施，补而不滞"之意。甘草既调和诸药，又益气健脾。诸药合用，共奏益气健脾活血、清心降火敛疮之功。临床上应根据症状变化进行加减，如阴液亏虚明显者，加玄参、生地黄、麦冬、北沙参、天花粉；咽干口燥者，加玄参、生地黄、麦冬、桔梗、知母；咽痛明显者，加射干、牛蒡子；心火甚者，加金银花、炒栀子；口苦、胸胁不适者，加柴胡、黄芩、龙胆草。西医认为本病的病因是多方面的，如贫血、烟酸、维生素 B_2 缺乏和白色念珠菌感染、其他疾病（正中菱形舌、地图舌、萎缩性扁平苔藓、早期梅毒性舌炎、红斑、口腔黏膜下纤维化）的表现，还与全身性疾病（干燥综合征、糖尿病、三期梅毒、胃肠功能失调、慢性胃炎、胃溃疡、肿瘤放疗等）密切相关。王教授常在中医辨证用药的同时，根据本病的这些病因适当选用西药以辅助治疗。如纠正贫血、补充维生素、抗念珠菌感染、改善胃肠功能、治疗原发疾病等，可明显提高疗效。

[病案举例]高某，女，65 岁，2014 年 12 月 9 日就诊。

主诉：口干、舌痛 1 年余。

病史：1 年前行胃大部切除术，术后逐渐出现口舌干燥，后又出现舌质干红，舌发红，疼痛，光滑如镜面。曾在当地医院诊断为"萎缩性舌炎"，给予维生素、人工唾液等治疗，效果不佳，遂来就诊。发病以来气短乏力，纳差，口苦，眠可，大便稀薄。

既往史：1 年前行胃大部切除术。高血压病史 7 年。否认其他系统性疾病病史和药物过敏史。

检查：面色苍白，舌面光滑无苔，色红，舌底络脉迂曲。口腔黏膜湿润度可，唾液腺检查无异常。血常规示营养性巨幼红细胞性贫血。

中医诊断为镜面舌，辨证为心脾两虚，虚火上炎。西医诊断为萎缩性舌炎。中医治疗：益气健脾，滋阴清热。方药：太子参 30g，焦白术 10g，茯苓 15g，当归 15g，赤芍 10g，牡丹皮 10g，石斛 15g，玉竹 10g，淡竹叶 10g，黄连 10g，龙胆草 6g，鸡内金 10g，焦山楂 10g，焦神曲 10g，焦麦芽 10g，炒薏苡仁 30g，炒山药 20g，木香 6g，甘草 6g。维生素 B_{12} 针 10mg，2 次 / 周，肌内注射；叶酸片 1 片，3 次 / 日；福乃得 1 片，1 次 / 日；贞芪扶正颗粒 1 袋，2 次 / 日。

按：患者为老年女性，本已脾胃功能下降，1 年前的胃大部切除术使患者对水谷精微摄纳更为不足（西医认为不能吸收维生素 B_{12} 而导致营养性巨幼红细胞性贫血）。脾胃虚弱，脾失去运化功能，胃不能腐熟水谷，则水谷精微物质的吸收和输布发生障碍，气血生化不足，则患者气短乏力；舌失濡养则舌光无苔或少苔，舌失滋养则干燥缺津。舌体以肌肉为本，脾气虚弱，精血不生，舌肌失养则舌体萎缩瘦小。阴血不足，虚火内生，循经上灼口舌而致口干灼痛；且病久更耗气伤阴，舌更失养而发生皲裂。虚火煎熬阴血，久之则出现瘀象，心火携胆火上逆而致口苦。因此本病病机为心脾两虚、阴虚火旺，兼有瘀血。在治疗上除滋阴清热外，加入益气健脾之品使阴有所化，否则，单纯滋阴往往效果不好。另外，久病多瘀，在方中加入活血之品亦能使滋阴药物不至于太过滋腻，使补而不滞。同时使用补血四联方（维生素 B_{12} 针、叶酸片、维铁控释片、贞芪扶正颗粒）促进疾病恢复。

第二章　跟师临证

第一节　口腔黏膜感染性疾病

一、口腔单纯性疱疹

口腔单纯性疱疹又称疱疹性口炎，是由单纯疱疹病毒引起的急性发疱性口腔黏膜疾病。临床以口颊、舌、上腭、牙龈等处充血水肿、起疱、溃烂为特征，有原发性疱疹性口炎和复发性疱疹性口炎两种表现形式。本病成人、儿童均可发病，原发性者多见于 5 岁以下儿童，复发性者多见于成年人。本病临床较为常见，随着接受器官移植、肿瘤放化疗、受艾滋病病毒感染人群的增多，单纯疱疹病毒 –1 作为条件感染的患病率在不断上升。根据其临床表现，本病属中医"口糜""口舌生疮""口疳""热疮""热毒口疮"等范畴。

【辨治思路】

本病为感染单纯疱疹病毒引起，因此，西医治疗以抗病毒为主，但抗病毒药物效果欠佳，且在临床实践中，患者初期往往认为是感冒引起，常口服消炎药或清热解毒的中成药，但疗效欠佳，且常伤及脾胃，使小儿正气不足，无力驱邪外出而缠绵难愈。因此，单纯消炎或清热解毒难以收到良好的临床效果。

王守儒教授认为口腔单纯性疱疹多因饮食不节，嗜食辛辣，脾胃蕴热，火性炎上，引动心火，心脾积热，循经上蒸，熏灼口腔黏膜而发病。小儿脏腑娇嫩，加之脾病多虚，脾气虚弱，运化失职，水湿不运，湿郁化热，湿热上蒸则口黏，灼痛流涎。因此，王教授认为本病属本虚标实，脾气虚弱为其本，湿热上蒸为其标，治以益气健脾，清热祛湿，泻火解毒。在本病的治疗中，初期因全身及口腔局部症状较重，以清热祛湿、泻火解毒治其标，待症状明显减轻后，为恢复小儿正气，应以益气健脾固其本。基本方剂为自拟口疮灵方，药物有太子参、焦白术、茯苓、当归、赤芍、牡丹皮、淡竹叶、板蓝根、金银花、黄连、知母、肉桂、鸡内金、神曲、麦芽、焦山楂、甘草。方中太子参、焦白术、茯苓益气健脾以补后天；当归、赤芍、牡丹皮清热凉血且能补血活血、止痛敛疡；淡竹叶、板蓝根、金银花、黄连、知母清热解毒；肉桂既防清热药物寒凉太过，又与黄连同用为交泰丸，引火归原，心肾相交；鸡内金、神曲、麦芽、焦山楂消导和胃、补而不滞；甘草调和诸药。诸药合用，共奏益气健脾、活血化瘀、清心降火、止痛敛疡之效，治疗口腔单纯性疱疹甚为合拍。临证应灵活加减，如脾虚较甚加黄芪、炒白术；热毒炽盛加青黛、连翘、蒲公英、紫花地丁；心火盛加木通、灯心草；便秘加大黄；肝胆有热，咽干口苦加黄芩、龙胆草；胃阴不足，口干乏津加石斛、玉竹、黄精；湿盛苔腻加藿香、白豆蔻、佩兰、木香、砂仁；便稀加薏苡仁、山药。

【典型医案】

病例1　李某，女，5岁，2013年7月19日初诊。

［主诉］口腔起疱，疼痛6天。

［病史］患儿9天前出现低热，乏力，食欲减退，流涎，烦躁不安，在当地门诊给予抗感冒药治疗，疗效欠佳。6天前上唇出现成簇小水疱，如针尖大小，壁薄透明，继而溃破，浅表糜烂，甚者融合成片，上覆黄白色假膜，周围黏膜发红，淌流热涎，疼痛剧烈，患儿因疼痛拒食、哭闹。

[现症]患儿精神差，恶风，头痛，口渴，口内干涩不适，心烦，便秘尿赤，体温37.8℃。检查：双侧口角皲裂疼痛，张口明显受限，触之不痛，上颌唇侧有3个黄豆大小的水疱，周围糜烂，黏膜色红。舌质红，苔黄稍腻，脉滑数。

问题

（1）本病诊断为什么证型？

（2）患儿恶寒低热、头痛为哪一经发病？

（3）根据患儿的病情，可以采用什么治疗法则？

[治疗过程]

初诊：2013年7月19日。生地黄12g，木通3g，茯苓10g，当归12g，赤芍10g，牡丹皮10g，金银花15g，竹叶10g，栀子10g，蒲公英10g，连翘10g，荆芥10g，防风10g，蝉蜕10g，白鲜皮10g，鸡内金10g，焦三仙各10g，甘草6g。5剂，水煎服，每日1剂，早晚温服。

利巴韦林喷剂，1喷/次，3次/日。医嘱：避风寒，避免劳累及刺激性食物。

二诊：2013年7月24日。服上方后恶风减轻，体温正常，口渴减轻，仍感乏力，纳差，疼痛明显减轻。检查：糜烂面基本愈合，黏膜色稍红。舌质稍红，苔薄黄，脉稍数。处理：上方去栀子、蒲公英，加山药15g，炒白术12g。5剂继服。

三诊：2013年7月30日。服上方后局部症状消失，畏寒消失，稍感疲倦，纳食稍差，糜烂面愈合但黏膜色稍紫。舌质淡，苔白，脉沉缓无力。处理：上方去荆芥、防风、木通、连翘，加太子参12g、黄芪15g、丹参10g。5剂继服，巩固疗效。

问题

（4）处方中选用的主方是什么？如何理解处方配伍？

（5）初诊处方中为何加荆芥、防风？

（6）二诊中为何去栀子、蒲公英，加山药、炒白术？

（7）三诊中为何去荆芥、防风、木通、连翘，加太子参、黄芪、丹参？

（8）根据处方的变化可推断出患儿病情前后有哪些变化？从处方的变化可反映出王守儒教授的哪些学术思想？

病例 2 王某，男，35 岁，2014 年 8 月 11 日初诊。

［主诉］感冒后出现口唇起疱、糜烂、痒感明显 3 天。

［病史］患者 3 天前因感冒出现头痛，全身酸软、发热，口唇周围起疱，初起时口周痒感明显，后出现轻微灼痛，口唇周围紧张感，既之水疱破裂、糜烂。既往口唇有类似症状发生。否认全身系统性疾病病史，平素嗜食肥甘厚味、辛辣炙煿之品。

［现症］患者精神可，近期下午精神差，睡眠差，时有低热，颧红，口干，饮水不多，夜间时有盗汗，手足心热，近来皮肤瘙痒，身体多处起小丘疹，晨起时喷嚏频频。检查：口唇周围有多个水疱，有片状糜烂面，流水，结痂，周围黏膜淡红，舌质红，舌苔花剥，脉浮数。

问题

（1）患者诊断为什么证型？

（2）本病的治则是什么？

（3）在治疗本病的过程中应考虑哪些问题？

［治疗过程］

初诊：2014 年 8 月 11 日。太子参 10g，炒白术 15g，茯苓 15g，当归 15g，赤芍 10g，牡丹皮 10g，荆芥穗 20g，防风 15g，蝉蜕 12g，胡麻仁 15g，

苍术 15g，苦参 10g，木通 6g，白鲜皮 15g，生地黄 15g，红花 10g，甘草 10g。6 剂，水煎服，每日 1 剂，早晚温服。

2.5% 阿昔洛韦软膏 1 支，每次适量涂于患处，每日 5 次。禁止使用市面所售皮肤外用软膏。医嘱：饮食宜清淡，避免劳累。

二诊：2014 年 8 月 17 日。服上方后痒感明显减轻，检查：糜烂面基本愈合，创面结痂，水疱消失。纳食较前改善，睡眠仍较差。处理：上方去苍术、木通、苦参，加酸枣仁 20g、石菖蒲 15g、远志 15g。7 剂，水煎服。

三诊：2014 年 8 月 24 日。服上方后口唇周围黏膜糜烂面愈合，痒感消失，皮肤瘙痒及晨起喷嚏消失，睡眠改善。检查：口周黏膜有色素沉着，脉沉细。处理：上方去荆芥穗、防风、蝉蜕、胡麻仁，加知母 15g、黄柏 12g、麦冬 15g、石斛 10g、玄参 15g、炒山药 20g、桃仁 12g、丹参 15g。7 剂，水煎服。

四诊：2014 年 8 月 31 日。服上方后全身无不适。处理：口服六味地黄丸 3 周，复方丹参滴丸 1 周，巩固疗效。

问题

（4）初诊以什么为主方？

（5）初诊处方中为何加入当归、赤芍、红花、胡麻仁？

（6）三诊中为何加入知母、黄柏、麦冬、石斛、玄参、炒山药、桃仁、丹参？

（7）在本病的治疗过程中前后处方变化明显，为什么？

（8）初诊为什么有"禁止使用市面所售皮肤外用软膏"的医嘱？

【问题解析】

病例 1

（1）该患儿乏力，食欲减退，流涎，口渴，心烦，便秘尿赤，舌质红，苔黄稍腻，脉滑数，当属心脾蕴热型。

（2）患儿初期恶寒低热、头痛为太阳经发病。

（3）根据患儿心脾蕴热的各种表现，应治以清泻心脾，佐以祛风清热解毒。

（4）处方中以导赤散与银翘散为主方。方中生地黄、竹叶、木通清心降火，金银花、栀子、蒲公英、连翘清热解毒，当归、赤芍、牡丹皮凉血活血，荆芥、防风祛风解表。茯苓、鸡内金、焦三仙健脾和胃，防大队清热解毒药物伤及脾胃。

（5）患儿初期因风热外袭有外感症状，因此加入荆、防以祛风，且荆、防性偏温，又可制约处方中寒凉药物伤及脾胃。

（6）二诊中患儿恶风减轻，体温正常，口渴减轻，说明热象减轻，因此去除栀子、蒲公英。又因患者仍体倦乏力、纳差，加山药、炒白术健脾益气，同时也消除寒凉药物对脾胃功能的伤害。

（7）三诊时口腔局部症状及外感症状消失，正气未复。因此，去除清热解毒、祛风之药，加入恢复正气之太子参、黄芪。虽然局部症状消失，但口唇黏膜色稍紫，加入丹参，与初诊之当归、赤芍共同起到活血化瘀之效，一来可减轻黏膜愈合后的色素沉着，二来在祛风时加入活血药，起到"血行风自灭"的效果。

（8）王守儒教授处方中初诊时以清热解毒、祛风为主以祛邪，随着热象的减轻、病情的好转，逐渐去除寒凉伤胃之药，而加入健脾益气之药以扶正。初期局部症状较重，以祛邪为主，后期邪去正未复，以扶正为主。从历次的处方中可以看出王守儒教授始终将顾护脾胃之气放在重要位置，即使在初期以祛邪为主时，也加入茯苓、焦三仙、鸡内金以健脾和胃，后期更是以健脾益气为主。初诊和三诊时活血药物的加入也反映出王守儒教授在调理脾胃时兼顾活血化瘀的临证思想。

病例 2

（1）患者感冒后出现头痛、发热、口周灼痛，同时患者皮肤瘙痒，身体多处起小丘疹，晨起时喷嚏频频及口腔局部痒感明显的表现，可诊断为风热上扰。

（2）治疗原则为祛风清热，养血活血。

（3）在治疗的过程中除了清热祛风之外，第一，要考虑到患者平时阴虚体质，在祛除外邪之后应中病即止，调理患者阴虚体质，增强免疫力，防止复发。第二，患者在饮酒几天后出现的口腔局部症状，除有风热外袭之外还兼有内热，因此在祛外风的同时还应考虑清内热。第三，患者局部痒感明显，"风盛则痒"，所以祛风药应为君药，同时根据"治风先治血，血行风自灭"的原理，处方中应加入养血活血药。

（4）初诊处方以消风散为主方。

（5）初诊处方加入当归、赤芍、红花、胡麻仁活血养血，有"治风先治血，血行风自灭"之意。

（6）三诊时全身症状基本消失，鉴于患者阴虚体质，祛邪应中病即止，去掉祛风除湿清热之药，加入知母、黄柏、麦冬、石斛、玄参、炒山药等补气养阴之品。因仍有色素沉着，原活血化瘀药未去除，又加入丹参，增强化瘀之力以消除色素沉着。

（7）本病为本虚标实，阴虚为本，风热外袭为标。因标证明显，故初期先治其标，以祛风清热、活血养血为主，后期标实之证基本消失，改为以养阴清热为主，既治其本又兼顾活血化瘀。在初期的治标和后期的治本之间也是各有侧重，而不是治标不顾本，治本不顾标。

（8）从西医角度来讲，该病是感染了单纯疱疹病毒引起，而市面所售皮肤外用软膏多含有肾上腺皮质类固醇药物，这些激素类药物局部和全身使用可导致病毒感染扩散，使局部病损加重。因此，应禁止使用。

【学习小结】

口腔单纯性疱疹是感染了单纯性疱疹病毒引起的以口腔黏膜及口唇黏膜出现多个水疱，继而糜烂、流水、结痂，愈后不留瘢痕，但会有色素沉着为临床表现的口腔黏膜病。原发性多发生于6岁以下儿童，复发性多发生于成人。以上两个病例分别为原发性疱疹性口炎和复发性疱疹性口炎（又称复发性唇疱疹）。

王守儒教授认为本病多属热证且伴有风湿外袭。因此，在治疗上应以清热祛风除湿为治疗原则，但应中病即止。由于该病儿童多发，因此在治疗的过程中应始终顾护患者的胃气，在治疗的后期除健脾益气之外，兼顾活血化瘀，以消除黏膜色素沉着。综上所述，该病的治疗大致可分为两个阶段，前期以祛风除湿清热为主，后期健脾益气养阴兼顾活血化瘀。为了快速减轻患者症状，西药以抗病毒治疗为主，口服、外用均可。因该病是病毒感染所引起，激素类药物应禁止使用，这一点应着重强调。

从临床实践看，西医抗病毒药物疗效欠佳，初期过度服用抗病毒药物、消炎药物、清热解毒的中成药，不但不能治愈，反而常伤及脾胃，致使小儿正气不足，无力驱邪外出而病情缠绵难愈，临床上应加以注意。

【课后拓展】

1. 查阅"膀胱移热于小肠，膈热不便，上为口糜"，"脾脏有热，冲于上交，故口生疮也"，"口疮者，乃小儿将养过温，心脏积热，熏蒸于上，故成口疮也"，"伤寒口糜者，因心脾受热，郁火熏蒸，治宜理心脾"，"口痞是湿热在于胃口"的文献出处，如何理解？

2. 查阅"风盛则痒""治风先治血，血行风自灭"的出处，如何理解？

3. 学习西医学对本病的认识、研究和进展。

4. 通过对本病的学习，写出学习心悟。

5. 参考阅读

（1）王守儒，霍勤. 五官病学［M］. 北京：人民军医出版社，2006.

（2）王永钦. 中医耳鼻咽喉口腔科学［M］. 北京：人民卫生出版社，2001.

（3）徐治鸿. 中西医结合口腔黏膜病学［M］. 北京：人民卫生出版社，2001.

（4）陈谦明，曾昕. 案析口腔黏膜病学［M］. 北京：人民卫生出版社，2014.

（5）谭劲. 中西医结合口腔科学［M］. 北京：中国中医药出版社，2018.

（6）陈会娟，毕伟博，崔红生. 口糜证治溯源之移热论与上为口糜论

[J].陕西中医，2017，37（12）：1640-1642.

二、口腔念珠菌病

口腔念珠菌病是口腔感染念珠菌后引起的急性、亚急性或慢性真菌感染性口腔黏膜疾病，临床症状主要为口干、发黏、口腔黏膜烧灼感、疼痛、味觉减退等，主要特征为舌背乳头萎缩、口腔黏膜任何部位的白色凝乳状斑膜、口腔黏膜发红、口角湿白潮红、白色不规则增厚、斑块及结节状增生等。

近年来，由于抗生素和免疫抑制剂在临床上的广泛应用，以及20世纪80年代以来艾滋病的影响，造成机体发生菌群失调和免疫力降低，而使内脏、皮肤、黏膜被真菌感染者日益增多，口腔黏膜念珠菌病的发生率也相应增高。根据伪膜表现的特点，与中医学之"雪口""鹅口疮""口糜"类似。

【辨治思路】

该病多发于新生儿及婴幼儿，成人亦可发病。对于儿童发病初期，患者口内出现大量白色斑片及假膜，父母由于对该病认识不足，往往有病乱投医，导致病情得不到有效控制甚至恶化。也有医生对该病认识不够，给患者长期大量口服抗生素等，给治疗造成不利影响。该病是脏腑积热，循经上炎，熏蒸口腔黏膜所致，在治疗上应以清热解毒除湿为主。但由于患者多为儿童，脏腑娇嫩，清热类中药往往伤及脾胃。因此，在清热的同时要时时顾护患者脾胃之气。

虽然该病是脏腑积热上蒸所致，但在治疗的过程中也要辨明是何脏何腑、有无兼证。因心脾积热所致者以清心泻脾、祛腐洁口为主，以导赤散、清胃散加减治疗。小便黄、舌尖红者加瞿麦、灯心草，溃烂面较大者加生薏苡仁、金银花，口内异味明显者加白芷、蜂房、佩兰、藿香等；因湿热上蒸所致者以健脾益气、清热除湿为主，以甘露消毒丹加减治疗，如热轻湿重可合用五苓散，如热重湿轻者可合用黄连解毒汤。湿邪为病皆因脾虚无力化湿所致。因此，健脾益气的思想在方中应有所体现，一来可除湿，二来可防止寒凉伤胃。在服用中药的同时，外用抗真菌药物，对控制疾病的症状大有裨益，可灵活运用。

【典型医案】

病例1　熊某，男，两个月，2014年5月13日初诊。

[主诉] 口内片状白色斑片伴低热3天。

[病史] 患儿母亲述3天前孩子口内两颊黏膜红，有散在白色针尖大小的斑点，两天后小斑点相互融合成白腐状斑片，并有继续蔓延趋势，其余黏膜色红。患者哺乳时哭闹，烦躁不安，夜间哭闹较前明显增加，面红唇赤，口黏流涎，大便秘结。

[现症] 患儿哭闹不安，口内满布白屑，表面有白腐状假膜，易于拭去，暴露鲜红黏膜糜烂面并有少量出血，口内酸腐气味明显，口气热，体温37.8℃。小便黄，舌尖红，苔黄厚，脉数。

问题

（1）患者辨证为何证型？

（2）治疗原则是什么？

（3）以什么处方为主进行治疗？

（4）开具处方时应注意哪些问题？

[治疗过程]

初诊：2014年5月13日。生地黄6g，灯心草5g，通草5g，竹叶5g，茯苓8g，升麻3g，当归6g，牡丹皮5g，砂仁3g，栀子3g，金银花5g，炒山药5g，太子参3g，饴糖10g，甘草2g。3剂，水煎服，每日1剂，早晚温服。

2%小苏打水溶液50mL，每日哺乳前以棉签蘸该溶液擦拭患者口腔及母亲乳头。0.05%龙胆紫液20mL，涂擦患者口腔，3次/日。

二诊：2014年5月17日。服上方后患者口内白腐斑片面积减小，大便基本正常。检查：口内黏膜红色变淡，流涎减少，但口内酸腐气味减轻不明显。舌尖红，舌苔稍黄，脉稍数。处理：上方去栀子，加白芷3g、佩兰6g。3剂，水煎服，每日 1 剂，早晚温服。

三诊：2014 年 5 月 20 日。服上方后口内白腐斑片基本消失，口内黏膜稍红，哺乳可，眠安，口内酸腐气味明显减轻。舌淡，苔薄白，脉稍数。处理：上方去灯心草、通草，加炒白术 6g。3 剂，水煎服，巩固疗效。外用药停用。

问题

（5）如何理解处方的配伍关系？

（6）为什么选用小苏打液擦洗患者口腔及母亲乳头？

（7）二诊处方中为何加入白芷、佩兰？

（8）三诊时基本痊愈，为何又加入炒白术？

病例 2 楚某，女，32 岁，2013 年 11 月 5 日初诊。

［主诉］口内黏膜白腐、糜烂 3 天。

［病史］3 周前患者因感冒后咳嗽，于当地诊所运用抗生素静脉输液（具体药物名称及用量不详）1 周，咳嗽症状减轻不明显，又于社区卫生服务中心静脉输抗生素 1 周（具体药物名称及用量不详），咳嗽未痊愈。停药 3 天后自行到药店购买阿莫西林胶囊（3 粒 / 次，3 次 / 日）、红霉素片（3 片 / 次，3 次 / 日）口服。3 天前口内黏膜充血糜烂，舌苔白腐，两颊黏膜亦有片状白腐，张口时口角疼痛出血，口内黏腻灼痛。否认既往全身系统性疾病病史。

［现症］患者精神差，患处灼热疼痛，自觉口甜，全身乏力，头重如裹，纳呆，口出热气，口气明显，大便黏滞不爽，小便短赤。检查：口内多处较厚白屑，擦之易去，其下黏膜鲜红糜烂。舌红，苔厚腻，脉滑数。

问题

（1）患者辨证为什么证型？

（2）以什么为治疗原则？

（3）中医病因病机是什么？

（4）西医病因是什么？

[治疗过程]

初诊：2013 年 11 月 5 日。藿香 15g，白豆蔻 12g，茵陈 10g，滑石 15g（另包），木通 8g，菖蒲 20g，黄芩 12g，连翘 10g，金银花 15g，白鲜皮 15g，太子参 15g，炒白术 15g，茯苓 20g，当归 15g，赤芍 10g，牡丹皮 10g，甘草 10g。7 剂，水煎服，每日 1 剂，早晚温服。

制霉菌素片，2 片 / 次，3 次 / 日，口服。维生素 B_2 片，2 片 / 次，3 次 / 日，口服。医嘱：补充铁剂。治疗期间禁止使用类固醇皮质激素药物。

二诊：2013 年 11 月 13 日。患者服上方后自觉体倦减轻，纳差改善，口出热气减轻，但口气消失不明显。检查：口内白屑明显减少。上方去木通、黄芩、滑石、石菖蒲，加白芷 12g、佩兰 15g。5 剂，水煎服。医嘱同上。

三诊：2013 年 11 月 19 日。服上方后口气明显减轻，全身稍感无力，纳食量少，大便日行一次。检查：口内白屑消失，舌苔薄白，脉沉缓无力。上方去金银花、连翘、白鲜皮、茵陈，加黄芪 15g、炒山药 20g、炒薏苡仁 20g。7 剂，水煎服。医嘱同上。

问题

（5）初诊以什么方为主加减？如何理解处方的配伍意义？

（6）初诊医嘱为什么禁止使用类固醇皮质激素药物？

（7）初诊时为何口服维生素 B_2 片？

（8）初诊医嘱为什么补充铁剂？

（9）患者三诊时处方与初诊时变化明显，为什么？

【问题解析】

病例 1

（1）患儿夜间哭闹明显，面红唇赤，口黏流涎，便秘结，小便黄，舌尖红，脉数，为心脾积热。

（2）治疗以清心泻脾、祛腐洁口为主。

（3）以导赤散、清胃散加减兼健脾益气。

（4）首先，患儿两个月大，脏腑娇嫩，在口服清热药物时有伤及脾胃的可能，加之因病进食量少，恐再生他症。因此，在处方中少佐温热之品以制约寒凉药物，以防伤及脾胃。其次，在药物的用量上宜轻。第三，处方时一定要照顾患儿脾胃功能，脾胃健，气血才能足，才能驱邪外出。第四，处方时对药物的口感也应有所考虑，以利于患儿服药。

（5）处方以导赤散及清胃散为主加减治疗，生地黄、灯心草、通草、竹叶清心除热，当归、升麻、金银花、栀子、牡丹皮清热解毒凉血，砂仁少许制约寒凉药物伤脾，又醒脾和胃，茯苓、炒山药、太子参健脾益气，饴糖既温中和胃，又能明显改善药物的口味，利于患儿服药。

（6）该病是由念珠菌所致，小苏打水为碱性溶液，可阻止白色念珠菌在口腔内的繁殖，同时也可分解产酸的凝乳和糖类，以消除口内酸腐气味，擦拭母亲乳头也可避免交叉感染或重复感染。

（7）二诊时患儿口内酸腐气味减轻不明显，加入白芷、佩兰芳香类药物既可温中化湿、醒脾和胃，又可祛腐洁口，消除口中异味。

（8）三诊时患儿虽已基本痊愈，但正气未完全恢复，为增强患儿正气，使疾病早日痊愈并防止病情复发，故加入炒白术。白色念珠菌病在患儿抵抗力低下时易复发，因此，在疾病基本痊愈后，要适当延长疗程，防止复发。

病例 2

（1）患者全身困重，头重如裹，纳呆，口出热气，口气明显，大便黏滞不爽，小便短赤，舌红，苔厚腻，脉滑数，为湿热上蒸所致。

（2）以清热除湿、祛腐洁口为治疗原则。

（3）患者平时体倦、纳呆，为脾虚之证，加之咳嗽近3周，致气虚更甚。脾虚无力运化水湿，湿邪阻滞中焦，郁久化热，湿热上蒸于口，则见口内黏膜白腐，湿邪郁蒸则口内黏膜灼热疼痛，口中有甜味；湿热下注大肠则大便黏滞不爽，下注膀胱则小便短赤；湿热郁蒸肌肤，阻滞经脉气机，气化不力则乏力、头重如裹；舌红、苔厚腻、脉滑数为湿热内蕴之征。

（4）该患者因咳嗽连续3周，大量使用抗生素，造成口腔菌群失调，破坏了口内细菌与真菌的平衡状态，抑制了某些细菌的抗真菌作用，导致真菌大量繁殖，从而造成本病的发生。

（5）初诊处方中以甘露消毒丹为主加减。方中藿香、白豆蔻、茵陈、滑石、木通、菖蒲、黄芩、白鲜皮清热除湿；连翘、金银花清热解毒并助清热除湿；湿邪为患皆因脾虚无力运化水湿，致水湿内停。因此，水湿为患为本虚标实之证，脾虚为其本，水湿内停为其标。在治疗上除湿需健脾，故处方中加入太子参、炒白术、茯苓以健脾除湿；脾虚运化无力则气血不足，气血运行缓慢，故加入当归、赤芍、牡丹皮补血活血凉血，既助血行，又能清热；甘草调和诸药。

（6）患者为感染白色念珠菌而致病，而类固醇皮质激素能增加真菌的活力及毒性，可造成真菌的大量繁殖使病情恶化。因此，在治疗白色念珠菌感染时应禁止使用类固醇皮质激素类药物。

（7）维生素 B 族的缺乏使身体的抵抗力下降，有利于真菌的生长。因此，口服中药的同时加服维生素 B_2 可增强患者免疫力，有利于康复。

（8）维生素 B 族可降低人体对铁的吸收，而血清中铁的缺乏可造成体内酶系统的代谢异常，使人体免疫功能出现缺陷。因此，铁缺乏被认为是感染念珠菌病的病因之一。因此，王教授嘱患者补充铁剂，一来可避免服用维生素 B_2 造成铁的吸收不良，二来也可以增加铁的摄入，可谓一举两得。

（9）该病病机特点为本虚标实，按"急则治其标"的治疗原则，患者初诊应以清热除湿药为主治其标，待"标证"解除后，按"缓则治其本"的治疗原则，后期以健脾益气为主治其本。后期的治本使正气充足，驱邪有力，可防病复发。

【学习小结】

该病初期局部症状明显，患者及家属往往产生恐惧心理，尤其是对于小儿患者，家长更是治疗心切。因此，如何快速缓解患者的局部症状，对增强患者的治疗信心起到举足轻重的作用。

王守儒教授在治疗该病的过程中，初期运用大量清热解毒类药物，目的是快速缓解局部症状，但也根据患者的特点，设法避免寒凉药物伤及脾胃而更添他症的可能。这样既治疗了局部症状，也不会因此产生各种不良后果，从而增强患者的治疗信心。

治疗该病的关键是初期清热解毒缓解症状，后期健脾益气以恢复正气，防病复发。因此在用药上，初期常加入少量温热的健脾、醒脾类药物，后期以健脾益气类药物为主。王教授在驱邪的同时，始终不忘顾护胃气的临证理念显得尤为突出；为了快速缓解症状，兼服西药也是王教授治疗该病的特色，单纯使用西药副作用较大且易复发，中西药合用可相辅相成，疗效更加显著。纵观王教授治疗该病，治标时不忘固本，治本时不忘驱邪，可以看出王教授标本兼治及中西医并重的学术思想。

【课后拓展】

1. 查阅"膀胱移热于小肠，鬲肠不便，上为口糜""膀胱移热于小肠，鬲肠不便，上为口糜，因小肠之脉，络心循咽，下膈代胃，阴阳平和，水谷入胃，小肠受之，通调水道，下输膀胱，令热气厥逆，膀胱反移热于小肠，胃之水谷不得传输于下，则小肠塞膈而不便，上则令口生疮而糜烂"的出处，如何理解？

2. 学习西医学对本病的认识、研究和进展。

3. 通过对本病的学习，写出学习心悟。

4. 参考阅读

（1）王守儒，霍勤.五官病学［M］.北京：人民军医出版社，2006.

（2）王永钦.中医耳鼻咽喉口腔科学［M］.北京：人民卫生出版社，

2001.

（3）徐治鸿.中西医结合口腔黏膜病学［M］.北京：人民卫生出版社，2001.

（4）谭劲.中西医结合口腔科学［M］.北京：中国中医药出版社，2018.

（5）陈谦明，曾昕.案析口腔黏膜病学［M］.北京：人民卫生出版社，2014.

（6）周勤，赵海，张兰，等.地黄清热颗粒治疗口腔念珠菌病的临床研究［J］.贵阳中医学院学报，2018，40（3）：66-68.

三、球菌性口炎

球菌性口炎是由金黄色葡萄球菌、链球菌、肺炎双球菌等各种球菌引起的以形成假膜为临床特点的急性感染性口炎。本病发病急骤，可发生在口腔黏膜任何部位。初期口腔黏膜和牙龈充血发红，局部形成边界清楚的水肿糜烂或表浅溃疡，散在或聚集融合成片，在糜烂或溃疡表面出现致密而光滑的灰白色或黄色假膜，拭去假膜可看到溢血创面，所以又称为膜性口炎。本病属中医学的"口糜"范畴。

【辨治思路】

球菌性口炎初期口内灼痛明显，对饮食及言语功能影响较大，为减轻症状，有些患者自行于药店购买药物，但由于药物使用不当，症状消退较慢，于是便到医院就诊，此时患者希望治愈的心情往往很迫切。

王守儒教授根据临床表现，认为该病的主要病机特点是"热"。素体热盛，复感风热，外热引动内热，致热毒炽盛，燔灼口腔黏膜；此外素体阴虚，加之劳累或嗜食辛辣，致使虚火上炎，熏灼口舌黏膜而糜烂。在方剂配伍上，王教授根据患者的证型，或以黄连解毒汤加减以泻火解毒，或以知柏地黄汤加减滋阴降火。但临证中也不能一味地清热或滋阴，在祛邪的同时不能损伤正气，对正气应有所照顾，在扶正时也应加入驱邪的药物，这样才能做到驱邪不伤正，扶正不恋邪，从而收到良好的临床疗效。

【典型医案】

病例1 汪某，男，43 岁，2012 年 8 月 17 日初诊。

［主诉］口腔溃疡后糜烂伴灰黄色假膜 5 天。

［病史］患者 5 天前口腔黏膜出现多个溃疡，之后溃疡融合成片，黏膜出现充血红肿、糜烂，继之在糜烂上出现灰黄色假膜，口内灼痛明显，影响饮食及语言，唾液明显增多，口气明显，颏下软组织按压痛。平时易上火，纳可，口干，饮水较多，口出热气，便干尿赤，喜食凉。否认既往全身系统性疾病病史。

［现症］患者精神可，体温正常。检查：唇部黏膜充血肿胀，有大片较厚灰黄色假膜，假膜光滑，易拭去，假膜拭去后黏膜红，糜烂，有少量出血，颏下淋巴结肿大，按之疼痛。舌红，苔黄，脉滑数。

问题

（1）患者诊断为何证型？

（2）以什么为治疗原则？

（3）从西医学角度该病应与什么病相鉴别？如何鉴别？

［治疗过程］

初诊：2012 年 8 月 17 日。太子参 15g，炒白术 15g，茯苓 15g，当归 15g，赤芍 10g，牡丹皮 10g，金银花 20g，连翘 15g，黄连 10g，炒栀子 15g，黄芩 15g，蒲公英 15g，紫花地丁 15g，白鲜皮 15g，白花蛇舌草 12g，甘草 10g。5 剂，水煎服，每日 1 剂，早晚温服。

奥硝唑片 2 片 / 次，3 次 / 日，口服。青霉素 V 钾片 2 片 / 次，2 次 / 日，口服。自制含漱散 2 袋 / 次，3～4 次 / 日，含漱。

二诊：2012 年 8 月 23 日。服上方后糜烂面减小，假膜消退明显，唾液减少，口出热气减轻，口气减轻不明显，颏下淋巴结按压疼稍减轻。处理：上方去黄芩、黄连、紫花地丁、甘草，加佩兰 15g、豆蔻 12g、白芷 10g、海藻

12g、昆布 10g、浙贝母 10g。5 剂，水煎服。西药及漱口剂用完后即停。

三诊：2012 年 8 月 29 日。服上方后口气局部症状基本消失，二便正常，口稍干，口气及颏下淋巴结按压痛感明显减轻，糜烂愈合处黏膜色稍紫暗。处理：上方去炒栀子、金银花、连翘、蒲公英，加丹参 12g、红花 10g、石斛 10g、黄精 15g，5 剂，水煎服，以巩固疗效。

问题

（4）初诊时选用的主方是什么？如何理解处方配伍？

（5）二诊中为何加入佩兰、豆蔻、白芷、海藻、昆布、浙贝母？

（6）三诊中为何加入丹参、红花、石斛、黄精？

病例 2　李某，男，74 岁，2013 年 1 月 26 日初诊。

[主诉]口内黏膜红肿疼痛、有黄褐色假膜 20 余天，加重 5 天。

[病史]患者诉 20 余天前连吃几天火锅后，出现咽喉疼痛，于河南省农业大学校医院内静脉输注头孢类抗生素（具体药物名称及用量不详）后咽喉症状缓解，5 天后又出现口腔内疼痛并逐渐加重，在郑州市第五人民医院诊治一周，经用红霉素片、漱口水等疗效不佳。平素体倦乏力，纳差，精神差，时有头晕，稍活动后气喘出汗。既往有磺胺类抗生素过敏史及脑部多发性腔梗病史。

[现症]患者形体消瘦，两颧红，精神差，纳差，口干，饮水不多，便秘。检查：口腔内两侧颊黏膜、双唇黏膜充血肿胀，有灰褐色较致密光滑的假膜，假膜较易拭去，假膜下黏膜糜烂、有少量血液，有口气。舌质淡红，少津，脉沉细无力。

问题

（1）患者诊断为何证型？

（2）如何治疗？

（3）本证病机特点是什么？

（4）本证何为本？何为标？

［治疗过程］

初诊：2013 年 1 月 26 日。太子参 20g，炒白术 15g，茯苓 20g，当归 15g，赤芍 10g，牡丹皮 10g，金银花 15g，连翘 12g，黄连 10g，白花蛇舌草 12g，石斛 12g，玉竹 15g，黄精 15g，花粉 10g，黄芪 15g，甘草 10g。5 剂，水煎服，每日 1 剂，早晚温服。

奥硝唑片 2 片 / 次，3 次 / 日，口服。青霉素 V 钾片 2 片 / 次，2 次 / 日，口服。自制含漱散 2 袋 / 次，3 ～ 4 次 / 日，含漱。维生素 B_6 片 2 片 / 次，3 次 / 日，口服。

二诊：2013 年 1 月 31 日。患者精神、纳食情况较前有明显好转，仍体倦，口气消退不明显。检查：假膜退去明显，黏膜稍红。处理：上方去白花蛇舌草，加佩兰 12g、白芷 10g、炒山药 15g、炒薏苡仁 15g，5 剂，水煎服。

三诊：2013 年 2 月 6 日。服上方后口内局部症状基本消失，患者感觉浑身较前有力，口干、口渴减轻。检查：假膜消失，黏膜淡红。处理：上方去金银花、连翘、黄连，加丹参 15g、陈皮 10g，7 剂，水煎服。

问题

（5）处方中的药物可分为哪几类？如何理解各药物之间的配伍？

（6）初诊处方中为何口服维生素 B_6 片？

（7）三诊中为何加丹参、陈皮？

【问题解析】

病例 1

（1）患者口腔局部灼痛，黏膜红肿明显，加之平时易上火，口干，饮水较多，口出热气，便干尿赤，喜食凉，舌红、苔黄、脉滑数等全身症状，可辨证为胃热炽盛证。

（2）应以清胃凉血、泻火解毒为治疗原则。

（3）该病的症状与复发性唇疱疹、念珠菌性口炎类似，三者应加以区别。

①病原学角度：球菌性口炎是因感染了包括金黄色葡萄球菌、溶血性链球菌、肺炎双球菌等球菌而引起的；疱疹性口炎是感染了疱疹病毒而引起；念珠菌性口炎则是感染了白色念珠菌。②局部症状：三者都会出现黏膜的糜烂，但念珠菌性口炎的糜烂面出现在白色腐膜下；复发性唇疱疹黏膜出现水疱，水疱破裂后出现黏膜糜烂，糜烂面上没有腐膜；球菌性口炎一般不会出现水疱，假膜多为灰白或灰黄色，周围炎症反应明显，易搽去。复发性唇疱疹合并球菌感染后也会出现假膜。③治疗：球菌性口炎以消炎为主，念珠菌性口炎以抗真菌为主，复发性唇疱疹以抗病毒为主。

（4）初诊以黄连解毒汤及五味消毒饮为主方加减。其中金银花、连翘、炒栀子、蒲公英、紫花地丁、白鲜皮、白花蛇舌草清热解毒，黄连、黄芩、赤芍、牡丹皮清胃凉血，当归养血活血以助消肿止痛，太子参、炒白术、茯苓健脾益气，防上述寒凉药物伤及脾胃。

（5）二诊时患者口气及颏下淋巴结按压痛感减轻不明显，故加入芳香化湿之佩兰、豆蔻、白芷以醒脾和胃，祛腐洁口，三味药性温，也可制约初诊中大队寒凉药物伤及脾胃；海藻、昆布、浙贝母软坚散结，以助消除颏下淋巴结之肿大。

（6）患者三诊时糜烂愈合处黏膜色稍紫暗，口稍干，加入丹参、红花以活血化瘀，消除黏膜色素沉着，加入滋阴益胃之石斛、黄精，消除口干症状。

病例 2

（1）根据患者平素体倦乏力，纳差，精神差，时有头晕，稍活动后气喘出汗，形体消瘦，口干，饮水不多，两颧红，便秘，舌质淡红，少津，脉沉细无力等症状，可辨证为气阴两虚。

（2）应以健脾益气、滋阴清热为治疗原则。

（3）患者素体气阴两虚，因连续吃火锅，伤及脾胃，致湿热内郁，浊气上熏口腔黏膜所致。因此，该病病机特点是本虚标实。

（4）在本证中气阴两虚为其本，湿热内郁为其标。

（5）根据该病的病机特点，初诊处方中可分为健脾益气（太子参、炒白术、茯苓、黄芪）、滋阴凉血活血（石斛、玉竹、黄精、花粉、当归、赤芍、牡丹皮）及清热解毒（金银花、连翘、黄连、白花蛇舌草）三类药物。健脾益气药及滋阴凉血活血药治其本，清热解毒药治其标。

（6）因患者平素纳差，初诊处方中有寒凉伤胃的药物，加之奥硝唑对胃亦有一定的刺激作用，为缓解胃部不适，故加服维生素 B_6 片，同时维生素 B_6 参与核酸和 DNA 合成，其缺乏会损害 DNA 的合成，这个过程对维持适宜的免疫功能是非常重要的。因此，维生素 B_6 片既可缓解胃部不适，又可在一定范围内增强患者的免疫功能，这对于本就体虚的患者无疑是有利的。

（7）患者三诊时口腔局部症状已基本消失，已去除祛邪药物，方中大队滋补类药物，加入丹参、陈皮以行气活血，使补而不滞。

【学习小结】

根据患者的临床局部表现，无论是实证还是本虚标实证，都有热邪的侵袭，在治疗时清热药物在处方中应根据患者的体质而有所侧重。对于实证患者，在清热时也应照顾脾胃的功能，不能因为清热而造成患者食欲减退甚至恶心呕吐，从而不能继续治疗，大大降低治疗效果；对于本虚标实的患者，清热药物宜少，在邪去正复后，应加入行气活血之品，达到补而不滞，巩固疗效。因该病均有热邪侵袭，治疗的关键在于辨证准确，这样在清热的同时才能有的放矢，不失偏颇。

【课后拓展】

1.查阅《杂病源流犀烛》"脏腑积热则口糜。口糜者，口疮糜烂也。心热亦口糜，口疮多赤；肺热亦口糜，口疮多白；膀胱移热于小肠亦口糜；心脾有热亦口糜；三焦火盛亦口糜；中气不足，虚火上泛亦口糜；或服凉药不效，阴亏火旺亦口糜；内热亦口糜……"的原文，如何理解？

2.通过对本病的学习，写出学习心悟。

3.认真阅读教材中关于念珠菌性口炎、球菌性口炎及疱疹性口炎的病因、症状及治疗的内容，掌握三者之间的鉴别要点。

4.学习西医学对本病的认识、研究和进展。

5.参考阅读

（1）王守儒，霍勤.五官病学［M］.北京：人民军医出版社，2006.

（2）王永钦.中医耳鼻咽喉口腔科学［M］.北京：人民卫生出版社，2001.

（3）徐治鸿.中西医结合口腔黏膜病学［M］.北京：人民卫生出版社，2001.

（4）陈谦明，曾昕.案析口腔黏膜病学［M］.北京：人民卫生出版社，2014.

（5）谭劲.中西医结合口腔科学［M］.北京：中国中医药出版社，2018.

第二节 口腔黏膜溃疡性疾病

一、复发性口腔溃疡

复发性口腔溃疡又称复发性阿弗他溃疡、复发性阿弗他口疮，是一种具有周期性、复发性和自限性的口腔溃疡性疾病，其主要表现为口腔黏膜反复出现孤立或多发的圆形或椭圆形的溃疡，局部有明显的灼热疼痛感，严重影响患者的说话与进食，不同程度地影响患者的身心、工作和生活质量。根据临床表现，本病属于中医学"口疮""口破""口疡""口疳"的范畴。

【辨治思路】

王守儒教授认为本病是一个长期反复发作的疑难之证，西医治疗主要是三素：抗生素、激素和维生素。虽然短期可减轻症状，但是不能有效延长复发周期、减少复发次数。临床上，我们应中西医结合方能标本兼治，不但能减轻症状，更重要的是能延长复发周期、减少复发次数，以增强患者的治疗信心，从而提高患者的依从性。

中医辨证思路：在治疗中应注意标本缓急，如为虚火上炎，属本虚标实证，可攻补兼施。实火型也不可一清到底，尤其是后期要以调理脾胃为主。口疮发作可以分为三个阶段，应根据这三个阶段的病情不同，治疗时的侧重点也有所区别。发病初期，则扶正祛邪并重，以使发作减轻，扶正以增强抗病能力；高峰期则以祛邪为主，以减轻症状，缩短高峰时间；后期应加重调理脾胃，扶本固元，预防复发。王守儒教授通过长期临床观察，认为本病基本病机多为脾虚血瘀、心火上攻，治以益气健脾活血、清心降火敛疮之法。基本方剂为自拟口疮灵方，药物有黄芪、太子参、焦白术、茯苓、当归、赤芍、牡丹皮、金银花、黄连、肉桂、白花蛇舌草、鸡内金、焦神曲、焦麦芽、焦山楂、甘草。方中黄芪、太子参、焦白术、茯苓益气健脾以补后天；当归、赤芍、牡丹皮活血化瘀、止痛敛疮；金银花、黄连、白花蛇舌草清心降火。方用肉桂既抑制清热药物寒凉太过，又与黄连同用为交泰丸，引火归原，心肾相交；鸡内金、神曲、麦芽、焦山楂消导和胃、补而不滞；甘草调和诸药。诸药合用，共奏益气健脾、活血化瘀、清心降火、止痛敛疮之效。

临证应灵活加减，如脾虚较甚加黄芪；热毒炽盛加青黛、板蓝根、连翘、蒲公英、紫花地丁；心火盛加淡竹叶、木通、灯心草；便秘加大黄；肝胆有热，咽干口苦加黄芩、龙胆草；胃阴不足，口干乏津加石斛、玉竹；湿盛苔腻加佩兰、木香、砂仁；便稀加薏苡仁、山药、白扁豆；溃疡面肿大且深加炮山甲、皂角刺；溃疡久不愈合加鹿角霜、五倍子。女性患者经前口疮复发，多因肝郁气滞，气郁化火所致，应在上方加柴胡、白芍、香附、黄芩。若经前期综合征明显，月经不调，且易在此时复发，又应因势利导，疏肝调经。

王守儒教授认为本病的治疗应以中医辨证为主、西医辨病为辅，二者结合才能提高疗效，减轻药物的毒副作用，加速疾病的愈合。对于病情严重（如腺周口疮）或长期不愈的患者，可先用激素和细胞毒类免疫抑制药物控制症状，同时中医辨证用药抑制其毒副作用，待症状控制后再用中医药巩固疗效。王教授说：疾病发生的根本原因是阴阳失衡，因此患者应注意饮食起居调护，方能促进身体康复和防止复发。"法于阴阳，和于术数，食饮有节，起居有常，不妄作劳"，对患者进行健康教育，平时应注意饮食和口腔护理，如饮食清淡，少食辛辣醇酒及肥腻厚味之品。同时生活起居要规律，避免过度劳累和心情紧张等。本病迁延反复，缠绵不愈，患者要有长期治疗的思想。症状痊愈后应继续巩固治疗和调护，以防止复发。还应告诉患者本病预后良好，并发症少，不会发生癌变，以解除患者的急躁情绪和恐癌心理。

【典型医案】

病例1　王某，男，35岁，2014年9月20日初诊。

[主诉] 口腔反复溃疡6年，加重2周。

[病史] 患者6年来口内出现溃烂疼痛，严重时每月发作3～4次，每次发作7～10天。每次溃疡发作部位不固定，无发热、头痛、咽痛等，否认眼及外阴溃疡，多次在当地医院诊断为"复发性口腔溃疡"，给予抗生素、激素、金施尔康片及黄连上清片等药物治疗，暂时能控制发作，但停药后反复发作。近2周来因连续熬夜而复发，且发作频繁，基本无间歇期，自行口服黄连上清片、金施尔康片等药物，一直未愈。既往有慢性胃炎病史两年。

[现症] 患者较瘦，一般情况好，溃疡灼痛难忍，严重影响说话和进食，纳差、乏力、眠可，偶有便溏。检查：下唇内侧、舌右侧有四处黄豆大小的溃疡，周围边缘略红肿，中间凹陷，表面覆黄色假膜，触痛明显，区域淋巴结稍大。舌质红，边尖有瘀点，苔黄厚腻，脉滑数。

> 问题
>
> （1）复发性口腔溃疡多与哪些脏腑相关？
>
> （2）按照脏腑辨证，纳差、乏力、眠可，偶有便溏，属哪个脏腑发病？
>
> （3）舌质红，边尖有瘀点，苔黄厚腻，脉滑数，辨为什么证型？
>
> （4）本案可采取何种治法？可选用哪些方剂配合治疗？

[治疗过程]

初诊：2014年9月20日。太子参30g，焦白术10g，茯苓30g，当归15g，赤芍10g，牡丹皮10g，制乳香10g，制没药10g，金银花30g，黄连

10g，肉桂 5g，白花蛇舌草 12g，薏苡仁 30g，鸡内金 10g，焦神曲 10g，焦麦芽 10g，焦山楂 10g，甘草 6g。7 剂，水煎服，每日 1 剂，早晚温服。

奥硝唑片 2 片 / 次，3 次 / 日，口服；克拉霉素片每次 0.25g，3 次 / 日，口服；奥美拉唑肠溶胶囊 20mg，2 次 / 日，口服；葡萄糖酸锌颗粒 1 袋 / 次，3 次 / 日，口服；康复新液每次 10mL，3 次 / 日，含服。医嘱：对患者进行口腔卫生宣教，忌生冷辛辣食物，避风寒，勿熬夜。

二诊：2014 年 9 月 27 日。服药平和，无便溏，自觉灼痛消失，检查：口内溃疡愈合，患处稍红。舌淡红，边尖有瘀点，舌苔稍腻，脉弦滑。处理：上方 7 剂，水煎服，每日 1 剂，早晚温服。

三诊：2014 年 10 月 4 日。服药平和，无便溏，原溃疡完全愈合，无红肿疼痛，无新发溃疡。检查：溃疡愈合，黏膜颜色淡红，舌淡红，苔薄白，脉弦。处理：停药，并进行口腔卫生宣教，预防复发。

问题

（5）如何理解处方配伍？

（6）方中为什么加辛热药肉桂？

病例 2 赵彩霞，女，42 岁，2014 年 11 月 22 日初诊。

［主诉］口腔反复溃烂 20 年，加重 3 天。

［病史］口腔反复溃烂疼痛 20 年，每月发作 1～2 次，每次发作位置不固定，每次发作 1～2 个到 3～4 个溃疡，7～10 天自愈。曾在郑州市某口腔医院诊治，诊断为"复发性口腔溃疡"，给予泼尼松（2 片，两周）、维生素 C、西瓜霜、贝复济等治疗，短期控制后反复发作。两个月前因工作加班劳累，口内出现数个溃疡，无间歇期，口内灼痛影响讲话和进食。否认眼及外生殖器溃疡病损，今来就诊。慢性胃炎 3 年、慢性溃疡性结肠炎 5 年。其母亲及姐姐有复发性口腔溃疡病史。

［现症］患者精神欠佳，倦怠乏力，时有吐酸，烧心，纳差，眠差，二便可。检查：唇内侧、右侧舌缘有三处溃疡，直径约 0.5cm×0.8cm 大小，周

围边缘略红肿充血，中间凹陷，表面覆黄色假膜，触痛明显，咽充血，颌下淋巴结稍大压痛。舌质红有瘀点，苔黄厚腻，脉沉缓无力。辅助检查：IgG、IgM 降低；微量元素检查：缺锌；幽门螺旋杆菌检测阳性。因上网查看，恐癌变，心理负担较重。

> 问题
>
> （1）复发性口腔溃疡与遗传有关系吗？
>
> （2）患者的致病原因以什么为主？
>
> （3）对患者如何做好口腔卫生宣教？

[治疗过程]

初诊：2014 年 11 月 22 日。太子参 30g，焦白术 10g，茯苓 30g，淡竹叶 10g，当归 15g，赤芍 10g，牡丹皮 10g，制乳香 10g，制没药 10g，金银花 30g，黄连 10g，肉桂 5g，白花蛇舌草 12g，鸡内金 10g，焦神曲 10g，焦麦芽 10g，焦山楂 10g，酸枣仁 12g，远志 10g，甘草 6g。7 剂，每日 1 剂，水煎服，早晚分服。

其他治疗：①替硝唑片 2 片 / 次，1 次 / 日，口服。②克拉霉素片 2 片 / 次，2 次 / 日，口服。③三钾二枸橼酸钠铋剂 2 片 / 次，3 次 / 日，餐前嚼服。④葡萄糖酸锌颗粒 1 袋 / 次，2 次 / 日，口服。⑤口泰含漱液每次 10mL，3 次 / 日，含漱。同时对患者进行口腔卫生宣教，注意饮食起居。

二诊：2014 年 11 月 29 日。述服药恶心呕吐，无其他不适。口内溃疡愈合，灼痛消失，患处稍红。检查：口内溃疡愈合，咽部稍红，扁桃体无肿大，颌下淋巴结无肿大压痛。处理：上方去制乳香、制没药。14 剂，水煎服，每日 1 剂，早晚温服。

三诊：2014 年 12 月 13 日。服药平和，无恶心、便溏，原溃疡完全愈合，无红肿疼痛。其间发作过一个溃疡，疼痛较以前轻，5 天左右自愈。处理：效不更方，14 剂继服，巩固疗效，日 1 剂，水煎服。医嘱：对患者进行口腔卫生宣教，忌生冷辛辣食物，避风寒，勿熬夜。

问题

（4）初诊处方中选用的主方是什么？如何理解处方配伍？

（5）二诊为什么去制乳香、制没药？

【问题解析】

病例 1

（1）复发性口腔溃疡多与肝、心、脾（胃）、肾有关系。

（2）纳差、乏力、眠可，偶有便溏与脾脏有关。

（3）舌质红，边尖有瘀点，苔黄厚腻，脉滑数，辨为瘀血阻滞，湿热上蒸。

（4）本案可采取益气健脾活血、清心降火敛疡之法，可配合导赤散、清胃散、交泰丸等治疗。

（5）方中太子参、焦白术、茯苓益气健脾，脾健则运化旺盛，水湿不停；当归、赤芍、牡丹皮、乳香、没药活血化瘀、止痛敛疡；金银花、白花蛇舌草清热解毒，黄连、淡竹叶清心降火，火降则湿热不生；肉桂辛热以防清热药物寒凉太过，且引火归原，以降心火；鸡内金、神曲、麦芽、焦山楂消导和胃、补而不滞；甘草调和诸药。

（6）方用肉桂既抑制清热药物寒凉太过，又与黄连同用为交泰丸，引火归原，心肾相交。

病例 2

（1）复发性口腔溃疡与遗传有关系，有明显的家族遗传倾向。

（2）患者因熬夜而复发，损伤心脾。前期使用了抗生素及清热解毒药物，脾伤而更加虚衰，加重水湿不化，心伤则阴虚火旺，湿与热结，湿热上蒸口腔黏膜，而致溃疡。

（3）患者因熬夜而复发，嘱患者勿熬夜，减少诱发因素。就其病情做好解释，给予心理疏导，以解除患者的急躁情绪和恐癌心理。

（4）主方是自拟口疮灵方，方中太子参、焦白术、茯苓益气健脾，脾健则运化旺盛，水湿不停；当归、赤芍、牡丹皮、乳香、没药活血化瘀、止痛敛疡；金银花、白花蛇舌草清热解毒，黄连、淡竹叶清心降火，火降则湿热不生；肉桂辛热以防清热药物寒凉太过，且引火归原，以降心火；酸枣仁、远志养心安神以助眠；白花蛇舌草清热燥湿以助祛除湿热；鸡内金、神曲、麦芽、焦山楂消导和胃、补而不滞；甘草调和诸药。

（5）制乳香、制没药均为树脂类药物，此类药对胃肠道刺激明显，引起患者恶心呕吐，故去除。

【学习小结】

从以上病案可以看出患者均有熬夜病史，耗伤心阴，导致心阴不足，阴虚火旺，这就是西医学所说的精神心理因素。又在前期均使用了大量的抗生素、激素、维生素及清热解毒类药物而伤及脾阳，致使正气不足，导致病程迁延，反复发作，缠绵不愈。王教授提出临证应注意标本缓急，认为本病基本病机多为脾虚血瘀、心火上攻，治以益气健脾活血、清心降火敛疡之法。他认为口疮发作分为三个阶段：发病初期，则扶正祛邪并重，以使发作减轻，扶正以增强抗病能力；高峰期则以祛邪为主，以减轻症状，缩短高峰时间；后期应加重调理脾胃，扶本固元，预防复发。临证应根据这三个阶段的病情不同，治疗时的侧重点也有所区别。临证灵活配伍，方能取得良好效果。

关于卫生宣教问题，应交代患者平时应重视饮食和口腔护理，如饮食清淡，少食辛辣醇酒及肥腻厚味之品。同时生活起居要规律，避免过度劳累和心情紧张等。本病迁延反复，缠绵不愈，患者要有长期治疗的思想。症状痊愈后应继续巩固治疗和调护以防止复发。还应告诉患者本病预后良好，并发症少，不会发生癌变，以解除患者的急躁情绪和恐癌心理。

【课后拓展】

1. 本病的中医辨证分型有哪些？

2. 查阅"岁金不及，炎火乃行，生气乃用……民病口疮"的出处，如何理解？

3.《诸病源候论》中关于口疮的病因病机是如何描述的？

4.学习西医学对本病的认识、研究和进展。

5.通过对本病的学习，写出学习心悟。

6.参考阅读

（1）王守儒，霍勤.五官病学［M］.北京：人民军医出版社，2006.

（2）王永钦.中医耳鼻咽喉口腔科学［M］.北京：人民卫生出版社，
2001.

（3）徐治鸿.中西医结合口腔黏膜病学［M］.北京：人民卫生出版社，
2001.

（4）陈谦明，曾昕.案析口腔黏膜病学［M］.北京：人民卫生出版社，
2014.

（5）谭劲.中西医结合口腔科学［M］.北京：中国中医药出版社，2018.

（6）丁虹.王守儒教授辨治口腔黏膜病临证经验［J］中医学报.2015，30
（11）：1604-1606.

（7）程珍，邬兰，曾宪涛，等.西帕依固龈液治疗复发性口腔溃疡疗效的
系统评价［J］.湖北医药学院学报.2013，32（05）：377-381.

二、白塞病

白塞病又称白塞综合征或口–眼–生殖器三联征。由土耳其医学专家
Behcet 在 1937 年首先报告而得名，是口腔黏膜溃疡且伴有眼、外阴及皮肤损
害的一组症候群，其中以反复发生的口腔黏膜溃疡最为常见，可以与其他部
位同时发病或交替发病，病久常累及关节、大血管、肺、肾、胃肠道及中枢
神经系统，甚至造成多器官的损伤，预后较差。临床发病多见于青壮年，尤
以男性多见。西医学对于本病多采用激素疗法，服激素时间过久亦会引起不
良反应，尤其对于老年患者。

根据临床表现，本病与中医学"狐惑病"相似，《金匮要略》中即有具体
描述，"狐惑之为病……蚀于喉为惑，蚀于阴为狐"，"目赤如鸠眼"，与本病
的口、眼、生殖器症状极为相似。

【辨治思路】

王守儒教授提出本病是一个长期反复发作的疑难之证，根据自己多年临床经验，将本病分为湿热内蕴、毒火熏蒸型；肝肾阴亏、虚火上浮型；脾肾阳虚、经脉凝滞型三个证型。

湿热内蕴、毒火熏蒸型治以清热解毒、化湿和营法，方用甘草泻心汤与狐惑汤加减，药物有太子参、白术、茯苓、当归、赤芍、牡丹皮、制乳香、制没药、佩兰、茵陈、金银花、连翘、黄芩、黄连、干姜、甘草。若湿邪较盛，上方可加猪苓、赤苓、六一散等；若偏火热，加蒲公英、大黄等；若热灼血瘀，可加桃仁、红花、丹参、泽兰等；目赤肿痛加木贼、菊花、青葙子；骨节疼痛加独活、威灵仙、虎杖；皮肤有结节性红斑加泽兰、桃仁、红花、川牛膝；心悸、夜寐不安加五味子、酸枣仁、柏子仁、夜交藤。

肝肾阴亏、虚火上浮型治以滋补肝肾、清热化瘀法，方用知柏地黄丸、二至丸、一贯煎加减，药物有生熟地黄、枸杞、山萸肉、山药、茯苓、泽泻、知母、黄柏、女贞子、旱莲草、当归、牡丹皮、赤芍、甘草等。咽干、心烦加炒栀子、百合、党参、麦冬、淡竹叶；失眠多梦加酸枣仁、柏子仁、夜交藤；小便短赤加车前草、怀牛膝；情绪焦躁可用甘麦大枣汤为引。

脾肾阳虚、经脉凝滞型治以温补脾肾、化湿祛瘀法，方用白塞方加减。药物有附子、肉桂、干姜、党参、白术、茯苓、当归、赤芍、牡丹皮、红花、三棱、莪术、甘草等。若以脾阳虚为主，重用附子、干姜，并加薏苡仁、山药、白扁豆；以肾阳虚为主，加淫羊藿、补骨脂。

【典型医案】

病例1　徐某，男，42岁，2014年11月15日初诊。

［主诉］口腔溃疡反复发作2年，加重2个月。

［病史］患者于2年前开始口腔溃疡，反复发作，每次发作溃疡位置不固定，在多家医院诊断为"复发性口腔溃疡"，给予激素、抗生素治疗以后暂时有所好转，但有复发，而且发作越来越频繁。追问病史，曾经前阴部位发作

过溃疡，眼睛发红。患者嗜好肥甘厚味、烟酒及烧烤，否认冶游史。辅助检查：微量元素检测及免疫球蛋白检测未发现异常。

［现症］患者一般情况好，纳差，口苦纳呆，大便可。检查：下唇内侧、舌腹各有一处溃疡，约黄豆大小，边缘红肿，中间凹陷，上覆盖黄白色假膜；右眼结膜充血，外阴无溃疡发现。舌红，苔黄腻，脉滑数有力。

问题

（1）患者的主诉有特征性吗？

（2）患者的多处溃疡（口腔黏膜、睑结膜、外阴）是单纯的复发性口腔溃疡吗？

（3）本病的病因病机是什么？

（4）本案各采取何种治法？

［治疗过程］

初诊：2014 年 11 月 15 日。太子参 30g，炒白术 10g，茯苓 20g，当归 15g，赤芍 10g，牡丹皮 10g，金银花 30g，白花蛇舌草 10g，焦栀子 10g，黄连 10g，竹叶 10g，肉桂 6g，黄芩 10g，苦参 10g，白鲜皮 10g，鸡内金 10g，神曲 10g，麦芽 10g，焦山楂 10g，甘草 6g。14 剂，水煎服，每日 1 剂，早晚温服。

含漱散 1 包，3 次 / 日，含漱。重组牛碱性成纤维细胞生长因子凝胶（贝复新）外涂溃疡面，每日 3 次。对患者进行口腔卫生宣教，忌生冷辛辣刺激食物，嘱畅情志，慎起居。

二诊：2014 年 11 月 29 日。口腔溃疡基本愈合，右眼结膜充血好转，口苦、纳呆已经改善，舌红，苔薄黄腻，脉滑。处理：上方去黄芩。14 剂，水煎服，每日 1 剂，早晚温服。

三诊：2014 年 12 月 13 日。口腔溃疡愈合，睡眠较差，舌红，苔薄，脉滑。处理：上方加酸枣仁 15g、远志 12g。14 剂，水煎服，每日 1 剂，早晚温服。

四诊：2014 年 12 月 27 日。电话随访观察，无新发溃疡，病情稳定。处理：对患者再次进行口腔卫生宣教，忌生冷辛辣刺激食物，畅情志，慎起居。

问题

（5）初诊处方中选用的主方是什么？如何理解处方配伍？

（6）为什么用重组牛碱性成纤维细胞生长因子凝胶？

病例 2 孟某，男，45 岁，2014 年 12 月 27 日初诊。

［主诉］口腔反复溃烂疼痛 2 年，加重半年。

［病史］口腔溃疡反复发作 2 年，每次发作位置不固定，15 天左右自愈，半年来逐渐加重，追问病史，前阴及肛门溃烂痒痛（可自愈），双目发红，视力减退，下肢出现红斑结节等，曾在淮阳县人民医院诊断为"白塞病"，给予维生素、抗生素和激素等治疗，其中泼尼松 2 片，1 次 / 日，服 3 个月，症状有所缓解，但溃疡未彻底愈合，发作时影响饮食和讲话。服药后口干、恶心、腹痛。患者平素性情急躁，嗜食肥甘酒酪，否认全身系统性疾病病史及冶游史。

［现症］患者一般情况好，性情急躁，口苦纳呆，大便不爽。检查：左颊及下唇内侧、舌腹、舌尖共有四处溃疡，约黄豆大小，边缘红肿，中间凹陷，上覆黄白色假膜，疼痛。龟头有一溃疡，约绿豆大小，疼痛。舌质红，苔黄腻，舌背有白色假膜，脉滑数有力。

问题

（1）本案的病因病机是什么？

（2）患者外阴溃疡是性传播性疾病吗？外阴溃疡如何与之进行鉴别？如何正确问诊？

（3）如何做好患者的思想工作？

（4）本案采取何种治法？可选用哪些方剂配合治疗？

［治疗过程］

初诊：2014 年 12 月 27 日。太子参 15g，焦白术 15g，茯苓 20g，龙胆草 10g，柴胡 10g，黄芩 10g，黄连 10g，茵陈 12g，白鲜皮 15g，苦参 12g，蛇床子 10g，半夏 10g，干姜 6g，鸡内金 10g，焦三仙各 10g，大枣 5 枚，甘草 6g。14 剂，水煎服，每日 1 剂，早晚温服。医嘱：忌肥甘酒浆。

1% 碳酸氢钠液 5mL，3 次 / 日，含漱；苦参汤 5mL，3 次 / 日，含漱；苦参汤熏洗阴部，15 分钟 / 次，之后用清水洗，3 次 / 日。对患者进行口腔卫生宣教，忌坚硬及生冷、辛辣刺激食物，畅情志，慎起居。

二诊：2015 年 1 月 10 日。患者自述口腔及外阴溃疡均有好转，口苦、纳呆已消，大便已爽。检查：舌背白色假膜减少，舌淡红，苔腻，脉滑。处理：上方去茵陈、黄芩，加厚朴 9g、薏苡仁 30g，14 剂，水煎服，每日 1 剂，早晚温服。

三诊：2015 年 1 月 24 日。患者自述溃疡基本愈合，无新发溃疡，失眠多梦，烦躁，检查：溃疡愈合，舌背白色假膜减少。处理：上方加炒白芍 12g、栀子 15g、酸枣仁 12g、远志 10g，14 剂，每日 1 剂，水煎服。

四诊：2015 年 2 月 7 日。患者自述症状基本消失。处理：停药观察。嘱患者饮食忌坚硬食物，避免劳累、熬夜。后用十全大补丸以巩固疗效，随访 1 年内未见复发。

问题

（5）该病例证型是什么？

（6）方义如何？

（7）苦参汤的出处是？

病例 3 孙某，女，39 岁，1993 年 12 月 8 日初诊。

［主诉］口舌及前阴反复溃烂 8 年余。

［病史］患者 8 年前因感冒出现口舌生疮，时愈时发，以后又见前后阴部瘙痒溃烂，两目红赤昏花，经某医院诊断为"白塞病"。曾用激素治疗乏效，

后又用大剂量石膏、黄连、羚羊角等寒凉药物治疗使病情加重，遂来就诊。否认既往全身系统性疾病病史。

[现症]患者头晕目眩，心烦失眠，腰膝酸软，月经不调，口舌及外阴均有溃烂灼痛。检查：舌尖部有 4 个米粒大小的溃疡，溃周微红，上覆白色假膜。两目微红，视力下降，右眼 0.3，左眼 0.2，小阴唇内有 3 个散在性小溃疡，小腿出现多个红斑结节。舌质红，苔少，脉沉细数。

问题

（1）本案的病因病机是什么？

（2）本案的证型是什么？

（3）采取什么治疗方法？

[治疗过程]

初诊：1993 年 12 月 8 日。生、熟地黄各 24g，山萸肉 12g，山药 12g，牡丹皮 9g，泽泻 9g，茯苓 9g，知母 10g，黄柏 10g，黄连 10g，肉桂 5g，炒枣仁 30g，怀牛膝 10g，当归 15g，赤芍 10g，甘草 6g。14 剂，水煎服，每日 1 剂，早晚温服。忌肥甘酒浆。

含漱散 1 包，3 次 / 日，含漱。苦参汤熏洗阴部，15 分钟 / 次，之后用清水洗，3 次 / 日。对患者进行口腔卫生宣教，忌坚硬及生冷、辛辣刺激食物，畅情志，慎起居。

二诊：1993 年 12 月 22 日。口腔溃疡基本愈合，外阴溃疡尚未愈合，全身症状减轻。处理：守上方，14 剂，水煎服，每日 1 剂，早晚温服。

三诊：1994 年 1 月 5 日。溃疡完全愈合，全身症状消失。知柏地黄丸 300 丸 ×6 瓶，用法:8 丸，3 次 / 日，口服，以巩固疗效。随访半年未见复发。

问题

（4）初诊处方中选用的主方是什么？

（5）如何理解处方配伍？

【问题解析】

病例1

（1）本病的主诉有时仅仅是复发性口腔溃疡的表现，没有特征性的主诉，因此病史询问中应注意全面询问。

（2）口腔及前阴溃疡反复发作，有自愈性，结合溃疡的凹、红、黄、痛的表现，可以诊断为白塞病（狐惑病），而不是单纯的复发性口腔溃疡。

（3）本患者嗜好肥甘厚味、烟酒及烧烤，脾胃纳运失常，湿浊内生，郁结化热。脾胃湿热上蒸于口，则口腔溃疡；上蒸于目，则目赤红肿；湿热下注于阴，则阴部溃疡。

（4）本案采取内治和外治相结合，中西医结合治疗的方法。

（5）主方为自拟白塞方。方中太子参、焦白术、茯苓益气健脾，脾健则运化旺盛，水湿不停；当归、赤芍、牡丹皮活血化瘀、止痛敛疮；金银花、白花蛇舌草、焦栀子清热解毒，黄连、淡竹叶清心降火，火降则湿热不生；肉桂辛热以防清热药物寒凉太过，且引火归原，以降心火；苦参、白鲜皮清热燥湿以助祛除湿热；鸡内金、神曲、麦芽、焦山楂消导和胃、补而不滞；甘草调和诸药。

（6）重组牛碱性成纤维细胞生长因子凝胶能促进毛细血管再生，改善局部血液循环，加速创面的愈合。

病例2

（1）本患者嗜食肥甘酒酪，脾胃纳运失常，湿浊内生，郁结化热。脾胃湿热上蒸于口，则口腔溃疡，下注大肠则大便黏滞不爽；又患者平素性情急躁，加之脾胃湿热壅滞肝胆，则肝胆之气郁滞化火。肝胆湿热循经上行则口苦、纳呆；上注于目则眼结膜充血；下注于阴部则龟头部溃疡。

（2）本案患者的外阴溃疡不是性传播性疾病，可从个人史、溃疡的复发性、自限性和局部特征、全身兼症进行鉴别。对复发性口腔溃疡的患者应该常规询问外生殖器、眼等部位的溃疡发作情况，以免漏诊，问诊时应注意态度自然，并保护患者隐私。

（3）把病情如实告知患者，以消除患者的疑虑。

（4）采取清泄肝胆、健脾化湿、清热解毒之法，方选龙胆泻肝汤、甘草泻心汤、狐惑汤加减。

（5）肝胆湿热，毒火上攻型。

（6）方中太子参、焦白术、茯苓、大枣健脾益气治其本，龙胆草、柴胡、黄芩清泻肝胆实火湿热，半夏、干姜祛中焦之水邪兼化痰湿，则中焦可安。黄芩、黄连苦开苦降祛湿热之邪，茵陈、白鲜皮、苦参、蛇床子清热利湿解毒；鸡内金、焦三仙和胃消导；甘草调和诸药。

（7）苦参汤出自《金匮要略》。主治：①狐惑病，蚀于下部，咽干。②阴肿、阴痒、疥癞（《金匮要略方义》）。

病例 3

（1）该患者患病日久，伤及肾阴，阴虚火旺，虚火充斥上下内外。上扰清窍则头晕目眩；上灼口舌咽喉则溃烂灼痛；下注外阴则生疮疡；内扰心神则烦躁失眠；热入血分则煎熬血稠作瘀，出现下肢发斑，月经不调；舌脉均为阴虚有热之象。

（2）本案的证型是肝肾阴虚，虚火妄动。

（3）滋阴降火，引火归原，佐以活血。

（4）初诊选用的主方是知柏地黄丸与交泰丸加减。

（5）知柏地黄丸滋阴降火，交泰丸引火归原，更用炒枣仁养血安神，赤芍、牡丹皮以凉血活血，怀牛膝平补肝肾，又可引火下行。全方共奏滋阴降火、引火归原、凉血活血之效。在内治的同时，配合外治，用含漱散泡茶含漱和苦参煎水熏洗外阴以清热解毒，消肿止痛，生肌敛疮，加速愈合。

【学习小结】

该病病因迄今未明，西医尚无理想的控制病情的药物。从以上病案可以看出，病因病机各有不同，分别采用清热解毒、化湿和营法与滋补肝肾、清热化瘀法，在全身治疗的同时可配合外治法，如口腔溃疡用含漱茶（自拟方）含漱；外阴及肛门周围溃烂用苦参、蛇床子、地肤子、白鲜皮煎水熏洗。若症状较严重或长期不愈，在中医辨证治疗的同时应配合西医的激素治疗，常用药物为泼尼松，但应规范用药，注意其副作用，并补充钙、钾。

【课后拓展】

1.本病的中医辨证分型有哪些？

2.查阅"狐惑之为病……蚀于喉为惑，蚀于阴为狐"，"目赤如鸠眼"的出处，如何理解？

3.《金匮要略》中关于本病的病因病机是如何描述的？

4.学习西医学对本病的认识、研究和进展。

5.通过对本病的学习，写出学习心悟。

6.参考阅读

（1）王守儒，霍勤.五官病学［M］.北京：人民军医出版社，2006.

（2）王永钦.中医耳鼻咽喉口腔科学［M］.北京：人民卫生出版社，2001.

（3）徐治鸿.中西医结合口腔黏膜病学［M］.北京：人民卫生出版社，2001.

（4）陈谦明，曾昕.案析口腔黏膜病学［M］.北京：人民卫生出版社，2014.

（5）谭劲.中西医结合口腔科学［M］.北京：中国中医药出版社，2018.

（6）刘盛秀.白塞病发病机制研究进展［J］.皮肤性病诊疗学杂志，2018，5（5）：310–313.

（7）魏良纲，金亮，吴佳丽.白塞病的中医药治疗进展［J］.湖南中医杂志，2018，34（4）：170–171.

三、创伤性溃疡

创伤性溃疡是指由机械、物理、化学等局部刺激因素所导致的口腔黏膜溃疡性疾病。特点是溃疡可深可浅，刺激因素去除，溃疡可痊愈或明显好转，但若长期不愈合，可转变为癌。根据其临床表现，属于中医"口疮"范畴。

【辨治思路】

王守儒教授指出创伤性溃疡是指由机械、物理、化学等局部刺激因素所导致的口腔黏膜溃疡性疾病。常见的创伤因素有残根、残冠、不良修复体、自伤、腐蚀性药物及进食过热、过硬的食物等，长期不愈合容易癌变。褥疮性溃疡、Bednar 溃疡、Riga-Fede 溃疡、咬颊症、咬唇症、化学烧灼性溃疡、创伤性血疱，这些种类繁多的溃疡名称属于中医"口疮"范畴，可以参照"口疮"进行辨证论治。

王守儒教授认为脾开窍于口，舌为心之苗，又诸经皆会于口，故脏腑经络功能失调皆可致病。他在长期临床实践中总结出本病的治疗方法。第一步应立即去除刺激因素，如拔除残根、残冠，磨除过陡的牙尖，拆除不良修复体，改变吮奶方式，暂时用勺喂奶，以免吮吸时牙齿切缘刺激舌系带。第二步，从整体出发，结合口腔局部病损特点，根据患者的体质进行辨证论治。第三步，联合局部用药促进愈合。并嘱患者戒除不良习惯，去除不良刺激物，部分患者还有心理因素，应予以疏导。

【典型医案】

病例 1 张某，男，15 岁，2015 年 6 月 16 日初诊。

［主诉］舌右侧溃疡 4 个月。

［病史］患者 4 个月前舌右侧溃烂疼痛，至今未愈合。曾在社区门诊就诊，诊断为"复发性口腔溃疡"，给予复方珍珠口疮颗粒、口腔炎喷剂、贝复新凝胶，疗效不明显。否认口腔其他部位、眼及外阴溃疡。否认既往系统性疾病史和药物过敏史。个人史：有咬舌习惯史。素来喜食肉类食物、零食、烧烤。

［现症］患者一般情况好，睡眠可，饮食因溃疡疼痛受影响，口臭，大便干。右舌背一较大溃疡，约 1.2cm×1.0cm，溃疡面呈淡黄色假膜，质稍硬无基底，表面光滑，触痛明显，周围黏膜色红。区域淋巴结无肿大。舌质红，苔黄腻，脉可。

问题

（1）该病例的病因是什么？

（2）如何诊断？

（3）本病与复发性口腔溃疡如何鉴别？

[治疗过程]

初诊：2015 年 6 月 16 日。太子参 30g，焦白术 10g，茯苓 30g，当归 15g，赤芍 10g，牡丹皮 10g，制乳香 10g，制没药 10g，金银花 30g，淡竹叶 10g，黄连 10g，肉桂 5g，白花蛇舌草 15g，苦参 12g，白鲜皮 15g，鸡内金 10g，神曲 10g，麦芽 10g，焦山楂 10g，甘草 6g。7 剂，日 1 剂，水煎服，早晚分服。

奥硝唑片 2 片 / 次，2 次 / 日，口服；克拉霉素片 2 片 / 次，2 次 / 日，口服；康复新液每次 10mL，3 次 / 日，含漱；贝复济 1 支，3 次 / 日，局部涂抹。对患者进行口腔卫生宣教，纠正不良习惯，注意饮食起居。

二诊：2015 年 6 月 23 日。患者自述服上述药物无不适，便干缓解。检查：溃疡缩小，周围黏膜色红，舌淡红，苔薄腻。处理：效不更方，14 剂继服。停抗生素。

三诊：2015 年 7 月 6 日。服药无不适，检查：溃疡约 0.2cm×0.3cm，周围黏膜色淡红。处理：按上方再服 14 剂。

四诊：2015 年 7 月 20 日。溃疡愈合。处理：停药，嘱患者戒除不良咬舌习惯，少食辛辣刺激、肥甘厚腻之品，多食新鲜蔬菜瓜果。

问题

（4）初诊处方的方义是？

病例 2　林某，男，64 岁，2015 年 6 月 12 日初诊。

[主诉]右侧舌腹部溃疡 4 个月。

[病史]患者 4 个月前发现右侧舌腹部有 1 个溃疡，自觉为右下后牙残冠

过尖所引起，无明显疼痛，未予治疗。既往史：有高血压及心脏病，并于6年前植入心脏起搏器，无其他慢性病史。个人史：少量吸烟及饮酒，无其他不良嗜好。

[现症]患者形体消瘦，精神可，发病以来睡眠差，饮食可，自汗乏力，大便不调。检查：右侧舌腹近舌根部一处1.1cm×0.5cm溃疡，表面呈淡黄色，光滑，稍凹陷，周围约1cm区域黏膜呈灰白色，扪之柔软无硬结，亦无明显疼痛。牙齿右下7为残根，部位与右侧舌腹部溃疡相吻合，右颌下淋巴结可触及，可活动。口腔卫生状况较差，牙结石Ⅱ°～Ⅲ°颌下淋巴结未触及肿大。舌质暗，色红，苔黄腻，舌底脉络迂曲怒张，脉沉缓。

问题

（1）该病例的病因是什么？

（2）本病诊断为什么？

（3）该病例是癌性溃疡吗？

[治疗过程]

初诊：2015年6月12日。太子参30g，黄芪30g，焦白术10g，茯苓30g，薏苡仁30g，当归15g，赤芍10g，牡丹皮10g，黄连10g，肉桂5g，淡竹叶10g，白花蛇舌草15g，酸枣仁10g，远志10g，鸡内金10g，焦三仙各10g，甘草6g。7剂，每日1剂，水煎服，早晚分服。进行口腔健康教育，嘱戒烟酒。

调磨右侧上下牙列之过锐牙尖及边缘嵴，在心电监护下拔除右下7残根；氯己定漱口液每次10mL，3次/日，漱口；贝复济1支，3次/日，外用。全口手工牙周刮治，彻底去除牙结石和牙菌斑。

二诊：2015年6月19日。患者自述服上药后无不适，睡眠质量有所提高，自汗、乏力好转。检查：溃疡明显缩小，舌淡红，苔薄腻。处理：7剂继服。余治疗同前。

三诊：2015年6月26日。溃疡愈合，停药。进行口腔健康教育，嘱戒烟酒，注意饮食起居，定期口腔洁治，不适随诊。

问题

（4）为什么不用超声波洁治术？

（5）如何理解医嘱？

【问题解析】

病例1

（1）主要病因是咬舌习惯史，其次该患者素来喜食肉类食物、零食、烧烤，易损伤脾胃，湿热内生。

（2）诊断为创伤性溃疡。

（3）可以从以下几个方面进行鉴别 ①致病因素不同：本病可查找到明显致病因素，如残根、残冠、不良修复体、自伤、腐蚀性药物及进食过热、过硬的食物等；复发性口腔溃疡发病原因复杂，且不明确。②发病特点不同：本病无复发性、周期性和自愈性的特点，而复发性口腔溃疡有这三个特点。③治疗侧重点不同：本病首先应去除致病因素，而复发性口腔溃疡因致病因素不明确，应先缓解症状，控制感染。④预后不同：本病刺激因素去除，溃疡可痊愈或明显好转，但若长期不愈合，可转变为癌。而复发性口腔溃疡一般预后良好，但易复发，不易癌变。

（4）方中太子参、焦白术，茯苓益气健脾，脾健则运化旺盛，水湿不停；当归、赤芍、牡丹皮、乳香、没药活血化瘀、止痛敛疡；金银花、白花蛇舌草清热解毒，黄连、淡竹叶清心降火，火降则湿热不生；肉桂辛热以防清热药物寒凉太过，且引火归原，以降心火；苦参、白鲜皮清热燥湿以助祛除湿热；鸡内金、神曲、麦芽、焦山楂消导和胃、补而不滞；甘草调和诸药。

病例2

（1）该病例的病因是残根过锐牙尖及边缘嵴刺激黏膜，导致溃疡。

（2）诊断为创伤性溃疡。

（3）不是，因为溃疡的表面呈淡黄色，表面光滑，稍凹陷，周围约 1cm 区域黏膜呈灰白色，扪之柔软无硬结，右颌下淋巴结可触及，可活动。

（4）因患者植入心脏起搏器，故不能使用超声波洁治术，而使用手工刮治术。

（5）口腔不洁和烟酒刺激是引起口腔疾病的主要因素之一，老年为口腔癌高发年龄段，该患者为老年患者，更应该注意戒除烟酒，定期进行口腔刮治，以去除致病因素。

【学习小结】

这两例患者的致病因素主要都是物理刺激因素。第一例患者为青少年，主要病因是咬舌习惯史，其次该患者平素喜食肉类、零食及烧烤食物，饮食不节而损伤脾胃，脾虚不能化湿，郁久化热，湿热上蒸口腔黏膜，而致溃疡。舌质红、苔黄腻为湿热之征。又创伤损伤脉络，血溢脉外，停滞作瘀，故本病病机为脾虚血瘀，湿热上蒸。第二例患者为老年男性，主要病因是残根过锐牙尖及边缘嵴刺激，其次该患者平素自汗乏力，大便不调，根据舌苔脉象，辨证为脾虚不运，湿浊内生，郁而化热。在去除致病因素后，给予中医药内治，促进愈合，调理机体。部分有不良习惯的患者对创伤性溃疡不以为然，因此病因难以去除；而另一类患者恐癌思想严重，心理负担沉重。因此我们既要向患者解释具体病情，又要做好思想安抚工作，使患者正确对待疾病，配合治疗。

【课后拓展】

1. 本病应与哪些口腔黏膜疾病进行鉴别？

2. 学习西医学对本病的认识、研究和进展。

3. 通过对本病的学习，写出学习心悟。

4. 参考阅读

（1）王永钦. 中医耳鼻咽喉口腔科学 [M]. 北京：人民卫生出版社，2001.

（2）徐治鸿.中西医结合口腔黏膜病学［M］.北京：人民卫生出版社，2001.

（3）陈谦明，曾昕.案析口腔黏膜病学［M］.北京：人民卫生出版社，2014.

（4）赵小曼，赵雅君，孙永进.中药溃疡汤治疗创伤性口腔溃疡的临床观察［J］.湖北中医杂志，2009，31（9）：50.

第三节　口腔黏膜斑纹性疾病

一、口腔扁平苔藓

口腔扁平苔藓是一种较常见的非感染性慢性炎症性口腔黏膜疾病。其临床特点是在口腔黏膜上出现白色条纹或半圆形丘疹，可呈网纹状、线条状、环状或斑块状。大多数患者可有粗糙、木涩、灼痛感，继发感染可形成水疱或糜烂，严重影响进食。本病发病率较高、迁延反复、病程冗长，且有癌变的可能。目前世界卫生组织将本病定为癌前状态。根据其临床症状，可以归属中医学"口癣""口糜""口破"范畴。

【辨治思路】

王守儒教授在长期临床实践中总结出本病的病机为本虚标实，脾气虚弱为其本，湿热血瘀为其标，并将本病的病因归纳为"虚""瘀""湿""热"四个方面。脾虚不运，精血不生，口腔黏膜失去滋养，则见口腔黏膜的苔藓样变；血瘀则血液停积，不能正常循行，导致黏膜粗糙、白色网纹等；脾虚不运，水湿内停，与热邪相互搏结，蕴于肌肤黏膜，而致糜烂、溃疡等。

王教授从整体出发，结合口腔局部病损特点，在治疗上重在益气健脾固其本，活血化瘀、清热化湿治其标，方用自拟苔藓方加减。基本药物组成有太子参、焦白术、茯苓、当归、赤芍、牡丹皮、白鲜皮、苦参、蛇床子、茵陈、鸡内金、焦三仙、甘草。方中太子参、焦白术、茯苓益气健脾；当归、赤芍、牡丹皮活血化瘀；白鲜皮、苦参、蛇床子、茵陈清热利湿；鸡内金、焦三仙和胃消导；甘草调和诸药。全方共奏益气活血、清热祛湿之功，使气虚得补，湿热得行，瘀血得下，标本兼顾，相得益彰。现代药理研究认为当归、太子参、黄芪、红花、赤芍、牡丹皮等药物可以改善血液循环，并具有调节免疫的功能。当归能抑制抗体的产生，抑制血管和皮肤黏膜的变态反应。黄芪具有双向调节免疫功能，对体液和细胞免疫均有调节作用。赤芍可促进淋巴细胞的转化，增强吞噬细胞的吞噬功能。牡丹皮中所含的牡丹酚、牡丹酚甙、芍药苷，能抗炎消肿。白鲜皮有抗炎、抗缺氧、抑制免疫的功效。综上所述，诸药药效药理均针对本病的病因病理，故疗效显著。临床应用可根据具体症状随症加减。如脾胃湿热较重，症见口腔黏膜充血糜烂、有疼痛感者酌加乳香、没药等；气滞血瘀较重，症见黏膜有粗糙麻木感或刺痛感者酌加柴胡、牡丹皮、郁金、丹参、桃仁、红花、泽兰等；热盛加黄连、淡竹叶、金银花、连翘、蒲公英、紫花地丁；湿盛加佩兰、薏苡仁、山药、苍术；腹胀加砂仁、木香；气虚较重见神疲乏力加黄芪等。

为了起效快，缩短疗程，王教授在中医辨证论治的基础上针对本病病因病理及临床症状有选择性地配合西药治疗，如选用奥硝唑、克拉霉素抗厌氧菌感染；补充维生素 A 和 E 以抗角化；糜烂时用贝复济局部外用；糜烂严重时加用泼尼松口服或用曲安奈德合利多卡因局部基底注射，后期无糜烂或愈合后巩固治疗时，加用增强免疫的转移因子胶囊等。

王守儒教授将本病的治疗分为三个阶段，根据患者所处的临床阶段不同，其治法亦有区别。第一阶段（糜烂期）：此期治疗以消糜烂为主，可在自拟苔藓方的基础上加重清热祛湿、活血敛疮的药物以促进糜烂愈合。第二阶段（网纹期）：在糜烂愈合后进入网纹期，此期治疗以消网纹为主，可在自拟苔藓方的基础上加重活血化瘀、软坚消斑之品以消除网纹。第三阶段（恢复期）：网纹基本消除后进入恢复期，此期治疗以抗复发为主，可在苔藓方中加重益气健脾的药物以提高患者自身免疫功能而防止复发。三个阶段不是截然分开的，而是各有侧重。

王守儒教授认为治疗本病采用中西医结合治疗较单纯中医或西医治疗为好，中西医结合治疗二者可取长补短，疗效显著，且副作用小。同时还要局部治疗与全身治疗相结合，全身治疗可以整体调节，局部治疗以缓解症状。

【典型医案】

病例 1 马某，男，69 岁，2012 年 8 月 15 日初诊。

[主诉]口内两颊溃烂 1 年余，加重半年。

[病史]患者 1 年前无明显诱因口内两颊出现涩感，张口时口内后部黏膜有紧绷感，食刺激性食物时有轻微痛感。近半年来口内出现溃烂疼痛，严重影响进食。既往有高血压、糖尿病病史。

[现症]患者精神可，发病以来纳呆，大便不爽，口中黏腻，身体困重。检查：两颊黏膜有大片白色网纹，两侧下磨牙前庭沟处糜烂面较大，黏膜红，触之疼痛明显。舌红，苔厚腻污黄，舌下有少量紫色斑点，络脉曲张，脉弦数有力。辅助检查：免疫球蛋白及微量元素检测为阴性。

问题

（1）本案的病因病机是什么？

（2）本案的证型是什么？

（3）采取什么治疗方法？

[治疗过程]

初诊：2012 年 8 月 15 日。太子参 30g，白术 10g，茯苓 30g，佩兰 10g，当归 15g，赤芍 10g，牡丹皮 10g，制乳香 10g，制没药 10g，白鲜皮 10g，苦参 12g，蛇床子 10g，茵陈 6g，金银花 30g，蒲公英 20g，黄芩 10g，鸡内金 10g，焦神曲 10g，焦麦芽 10g，焦山楂 10g，甘草 6g，7 剂，水煎服，日 1 剂，早晚分服。

替硝唑片 2 片 / 次，3 次 / 日，口服；克拉霉素片 1 片 / 次，3 次 / 日，口服；口泰含漱液每次 5mL，3 次 / 日，含漱；维生素 A 胶丸 1 丸 / 次，3 次 / 日，口服。进行口腔卫生宣教，禁食酸、麻、辣、涩、烫和粗硬的食物，戒烟酒，注意保持口腔卫生。

二诊：2012年8月23日。上方服完后糜烂疼痛减轻，舌苔变薄，余症均有好转。处理：上方去佩兰、蒲公英、黄芩，14剂继服。西药停服，改服：穿王消炎片4片/次，3次/日，口服；血塞通软胶囊2粒/次，2次/日，口服；西帕依固龈液每次5mL，3次/日，含漱。

三诊：2012年9月7日。服上方后糜烂疼痛消失，网纹颜色变淡。处理：中药停服，用中成药穿王消炎片、血塞通软胶囊、贞芪扶正胶囊继服10天，巩固疗效。

四诊：2012年9月18日。其妻子代诉口腔扁平苔藓网纹消失，未见复发。强调口腔卫生宣教，嘱定期复诊。

> 问题
>
> （4）本案所用方的方义是什么？
>
> （5）本案用药有什么特点？
>
> （6）本病为什么要注重口腔卫生宣教？

病例2 褚某，女，52岁，2013年3月16日初诊。

[主诉]口腔发白，粗糙不适，偶疼痛1年。

[病史]患者1年前无意中发现口腔黏膜发白，舔之粗糙不适，吃刺激性食物后疼痛，曾在郑州大学第一附属医院、南京市口腔医院就诊，诊断为"口腔扁平苔藓"，给予泼尼松、羟基氯喹、美能、康复新液、碳酸氢钠、转移因子等药物（具体用量不详）治疗，症状有所缓解，但吃酸、麻、辣、涩、烫等食物时发作，甚至有时不明原因而发作或加重，现在停药2个月，为进一步治疗，故来诊。既往史：甲状腺结节3年。

[现症]患者精神可，发病以来精神压力大，纳差，体倦乏力，眠差，头昏沉，口黏，有痰，便溏。检查：下唇、舌腹黏膜白色网纹、充血，两颊白色网纹、充血、糜烂。舌红，舌边尖有瘀点，苔黄厚腻，脉沉缓濡。

> 问题
>
> （1）本案的辨证依据是什么？
>
> （2）采取什么治疗方法？

[治疗过程]

初诊：2013 年 3 月 16 日。太子参 30g，焦白术 10g，茯苓 30g，当归 15g，赤芍 10g，牡丹皮 10g，制乳香 10g，制没药 10g，金银花 30g，苦参 10g，白鲜皮 10g，蛇床子 10g，鸡内金 10g，神曲 10g，麦芽 10g，焦山楂 10g，甘草 6g。7 剂，每日 1 剂，水煎服，早晚分服。

血塞通软胶囊 2 粒 / 次，2 次 / 日，口服；头孢丙烯分散片每次 0.5g，2 次 / 日，口服；奥硝唑分散片每次 0.5g，2 次 / 日，口服；复合维生素 B 片 2 片 / 次，3 次 / 日，口服；维生素 E 软胶囊 1 粒 / 次，3 次 / 日，口服；甲钴胺每次 0.5g，3 次 / 日，口服；康复新液每次 5mL，4 次 / 日，含漱；艾洛松软膏 1 次 / 日，涂抹下唇。进行口腔卫生宣教，禁食酸、麻、辣、涩、烫和粗硬的食物，注意保持口腔卫生。

二诊：2013 年 3 月 24 日。服上方后胃内不适，一般情况良好。检查：充血糜烂减轻，白色网纹仍较多。处理：去制乳没，加丹参 30g、炒山药 30g、炒薏苡仁 30g，14 剂。抗菌药物服完后停服，加服贞芪扶正胶囊。

三诊：2013 年 4 月 8 日。口内症状较前减轻，胃内不适消失。检查：充血糜烂消失，白色网纹变淡。处理：上方去金银花，加桃仁 10g、红花 12g，14 剂继服巩固疗效。停艾洛松软膏。

四诊：2013 年 4 月 23 日。服药后症状明显减轻，吃芒果后口内症状又加重，口腔黏膜疼痛。检查：两颊白色网纹消失，黏膜稍红，无糜烂。处理：上方加黄芪 20g，14 剂，1 剂 /2 日。药服完即可停药观察，告诫患者注意饮食禁忌。

五诊：2013 年 9 月 12 日。服药约半年后，患者电话告知，两颊黏膜正常，无疼痛糜烂，但白色网纹变暗，未消失，进食酸辣食物时，觉局部木涩不适。处理：向患者进行卫生宣教和心理疏导，强调饮食禁忌，嘱咐定期复诊。

问题

（3）本案初诊用方的方义是什么？

（4）本病是否必须以黏膜网纹完全消失为治疗目标？患者因此而精神压力大，应该怎样处理？

病例 3　霍某，男，40 岁，2012 年 7 月 5 日初诊。

[主诉] 口腔内白色网纹半年余。

[病史] 患者半年前因精神压力大，逐渐感到口腔内木涩不适，在当地医院就诊治疗，诊断为"口腔扁平苔藓"，给予药物治疗，具体药物不详，后曾自涂维钾酸软膏，效果不佳，自觉下唇内夜晚白色网纹多，晨起刷牙后变少，为求进一步治疗，遂来就诊。既往有下唇黏液腺囊肿切除术史和烟酒史。

[现症] 患者精神可，面色黧黑，平素体倦乏力，纳呆，食后腹胀，口黏不渴，大便不成形。检查：双侧下后磨牙区黏膜色浅淡，有较多白色网纹，舌尖右侧两块白色斑块，黄豆大小，左侧舌体三块白色斑块，触之软，舌尖部有麻木感，舌面有少量白膜，擦之可去。舌质红，苔黄腻，舌下络脉迂曲，脉沉濡稍数。

问题

（1）本案的病因病机是什么？

（2）本案的证型是什么？

（3）舌面有少量白膜、擦之可去是什么病症？与本病有关吗？

[治疗过程]

初诊：2012 年 7 月 5 日。黄芪 30g，太子参 30g，炒白术 10g，茯苓 30g，当归 15g，赤芍 10g，牡丹皮 10g，金银花 30g，黄芩 10g，苦参 10g，白鲜皮 10g，白花蛇舌草 12g，蛇床子 10g，鸡内金 10g，焦三仙各 10g，甘草 6g，炒山药 30g，炒薏苡仁 30g，枳壳 10g。7 剂，每日 1 剂，水煎服，早晚分服。

含漱散 2 袋 / 次，沸水浸泡，4 次 / 日，含漱；维生素 E 软胶囊 1 粒 / 次，

3次/日，口服；甲钴胺每次0.5g，3次/日，口服；碳酸氢钠片5片/次，3次/日，泡水250mL，含漱。进行口腔卫生宣教，禁食酸、麻、辣、涩、烫和粗硬的食物，戒烟酒，选择软毛牙刷，勿用刺激性牙膏，注意保持口腔卫生。

二诊：2012年7月12日。患者服上方后血压低，善太息，舌尖仍有麻木感。检查：双颊黏膜网纹已基本消失，舌部白色斑块消失不明显，舌淡，苔白，脉沉无力，叶状乳头发红。处理：去白花蛇舌草、蛇床子，加炒桃仁10g、红花12g、柴胡10g、炒白芍10g，7剂继服。甲钴胺、维生素E继服，继用碳酸氢钠。

三诊：2012年7月20日。患者服上药后感觉下唇部（曾做过黏液腺囊肿切除术）麻木，血压偏低，心慌。检查：双颊黏膜白色网纹消失，右侧舌下仍有少量白色斑块，血压120/75mmHg，心率60次/分钟，舌淡，苔白，脉沉无力。处理：上方去黄芩、苦参，加熟地黄20g、枸杞子30g，7剂，继服，每日1剂。碳酸氢钠停用。

四诊：2012年7月28日。患者服药后无不适，检查：双颊黏膜白色网纹消失，右侧舌下仍有少量白色斑块，颜色较前变浅。处理：上方继服30剂，以巩固疗效。嘱中药服完后，贞芪扶正胶囊6粒/次，2次/日，口服，服3个月。后电话回访，半年内未复发。处理：向患者进行卫生宣教和心理疏导，强调饮食禁忌，嘱咐定期复诊。

问题

（4）本案所用处方的方义是什么？

（5）二诊时为什么调整用药？

【问题解析】

病例1

（1）本案虽无诱因可查，但从其"舌苔厚腻污黄，脉弦数有力"的舌脉和纳呆，大便不爽，口中黏腻，身体困重，可知本病为脾虚湿热所致。舌下有少量紫色斑点，络脉曲张且病久多瘀，可知患者有瘀血内停。

（2）本案的证型是湿热熏蒸，瘀血内停。

（3）本案为糜烂型扁平苔藓，应以清热祛湿兼以活血为主，采取中西医结合、内外同治的治疗方法，尽快控制症状，增强患者治疗信心。

（4）方中太子参、白术、茯苓健脾；佩兰、白鲜皮、苦参、蛇床子、茵陈、金银花、蒲公英、黄芩清热祛湿；当归、赤芍、牡丹皮、制乳香、制没药活血止疼；鸡内金、焦神曲、焦麦芽、焦山楂、甘草调胃和中，使以上寒凉药物不至于伤胃。

（5）本案为中西医结合用药，由于患者黏膜糜烂，说明局部有感染，故用克拉霉素、替硝唑消炎。由于两药均对胃有一定的刺激，故服用一周，糜烂减轻后停服，而改用中成药穿王消炎片。血塞通软胶囊为田三七的提取物，按其说明是通过活血化瘀来治疗心脑血管疾病的药物，王教授这里用该药的活血化瘀作用，改善口内局部血液循环，有利于局部黏膜过角化的消失。西帕依固龈液主要成分是没食子，对于牙周炎、牙龈炎、口腔溃疡有消炎敛溃的作用，这里用其治疗本病的溃烂。全方切中病机，用药恰当，故疗效显著。

（6）酸、麻、辣、涩、烫和粗硬的食物及烟酒刺激会引起本病的复发或加重病情，因此应加强口腔卫生宣教。

病例 2

（1）该患者见便溏、纳差、体倦乏力等脾虚症状，又见黏膜红而糜烂、舌苔黄厚腻、脉沉缓濡、头昏沉、口黏、有痰等湿热症状，舌边尖有瘀点为有瘀之象。脾虚不运，水湿内停，与热邪相互搏结，蕴于肌肤黏膜，而致糜烂溃疡。脾虚血瘀、湿热上蒸为本病的病机，脾气虚弱为其本，湿热血瘀为其标。

（2）本案辨证为脾虚血瘀，湿热上蒸，应以健脾清热祛湿兼以活血为治疗大法。采取中西医结合、内外同治的治疗方法，尽快控制症状，增强患者治疗信心。

（3）方中太子参、焦白术、茯苓益气健脾以补后天；当归、赤芍、牡丹皮、乳香、没药活血化瘀、止痛敛疡；金银花、苦参、白鲜皮、蛇床子清热利湿；鸡内金、神曲、麦芽、焦山楂消导和胃、补而不滞；甘草调和诸药。

（4）消除黏膜网纹是一个比较漫长的过程，有的患者在长期、多次治疗后仍有少许白色网纹，患者精神压力比较大，不利于治疗。况且，精神心理因素也是本病的重要发病因素。因此，要对患者进行心理疏导，减轻思想负担，定期复诊，配合治疗，并注意饮食禁忌。

病例3

（1）该患者因精神压力大开始出现口内不适，并逐渐出现口腔扁平苔藓的相应症状，这符合该病与精神压力过大相关的特点。长期精神压力致肝郁气滞，肝旺乘脾致脾虚，脾虚运化无力，食后脾气愈困，故腹胀愈甚，脾虚化源不足，不能充达肢体、肌肉故体倦乏力、纳呆。脾虚失运，水湿下注大肠，则大便不成形。湿热蕴脾，上蒸于口，则口黏不渴。面色黧黑、舌下络脉迂曲为血瘀之象，舌质红、苔黄腻、脉沉濡稍数为湿热内蕴之征。

（2）脾虚血瘀，湿热上蒸。

（3）舌面有少量白膜、擦之可去为白色念珠菌感染所致，与本病有关，可能是本病的致病因素之一。

（4）方中黄芪、太子参、炒白术、茯苓、炒山药、炒薏苡仁健脾益气化湿；金银花、黄芩、苦参、白鲜皮、白花蛇舌草、蛇床子清热祛湿；当归、赤芍、牡丹皮活血化瘀；枳壳疏肝理气；鸡内金、焦三仙和胃，补而不滞；甘草调和诸药。

（5）口服7剂后舌面白膜消除大部，故停碳酸氢钠及减轻清热祛湿药物力度。由于患者因精神因素发病，服7剂药物后仍善太息，故二诊时加柴胡、白芍加强疏肝解郁。为了促进白色网纹消除，加炒桃仁、红花促进瘀血的消退。

【学习小结】

本病为癌前状态，其中充血糜烂型不仅可导致患者进食疼痛，反复发作还易癌变。前两个病例都是充血糜烂型，因此应采取中西医结合、内外同治的方法，尽快控制症状，增强患者治疗信心。王教授除了在自拟苔藓方的基础上加重清热祛湿、活血敛疮的药物以促使糜烂愈合以外，在中医辨证论治的基础上针对本病病因病理及临床症状有选择性地配合西药治疗，如选用奥硝唑、克拉霉素抗感染；用贝复济局部外用，泼尼松口服或用曲安奈德合利多卡因局部基底注射。第3个病例虽然是非糜烂型，但结合全身兼症和舌苔脉象，辨证为湿热内蕴，治以清热祛湿、活血敛疮之法，未过多使用西药，复诊时转为活血化瘀、软坚消斑之品以消除网纹。

关于医嘱问题：①饮食禁忌：酸、麻、辣、涩、烫和粗硬的食物及烟酒刺激会引起本病的复发或加重病情，因此应向患者强调戒除。②加强口腔卫生宣教，注意口腔卫生清洁，去除致病因素。③本病是多因素作用下的慢性疾病，应定期复查，以早发现、早诊断、早治疗。④本病多发于更年期女性，且是癌前状态，患者思想负担重，应给予心理安抚。

【课后拓展】

1. 本病的中医辨证分型有哪些？

2. 学习西医学对本病的认识、研究和进展。

3. 通过对本病的学习，写出学习心悟。

4. 参考阅读

（1）王守儒，霍勤. 五官病学［M］. 北京：人民军医出版社，2006.

（2）王永钦. 中医耳鼻咽喉口腔科学［M］. 北京：人民卫生出版社，2001.

（3）徐治鸿. 中西医结合口腔黏膜病学［M］. 北京：人民卫生出版社，2001.

（4）陈谦明，曾昕. 案析口腔黏膜病学［M］. 北京：人民卫生出版社，2014.

（5）谭劲. 中西医结合口腔科学［M］. 北京：中国中医药出版社，2018.

（6）孟红军. 王守儒教授治疗口腔扁平苔藓经验及相关现代研究［J］. 中国医学创新，2015（2）：95–97.

（7）胡金玉，薛瑞，马梦玉.情绪与口腔扁平苔藓临床分型的关系探讨［J］.中华老年口腔医学杂志，2018，16（5）：297-300.

（8）于春艳.健脾利湿清热解毒汤联合西药治疗糜烂型口腔扁平苔藓（脾虚湿盛）随机平行对照研究［J］.实用中医内科杂志，2018，32（8）：42-44.

二、口腔白斑

口腔白斑是指发生在口腔黏膜表面的角化性白色斑块样病变，在临床和组织病理学上都不能诊断为其他任何疾病者。临床以患处呈现质地紧密、界限清楚、稍高于黏膜表面的白色斑块样损害为特征。目前国际上公认其为口腔黏膜癌前病变或潜在恶性疾患。本病多见于中老年人，男性多于女性。中医学文献中没有口腔白斑的相关记载。中医的"茧唇"与唇白斑相似，《口齿类要》曰："若唇肿起白皮皱裂如蚕茧，名曰茧唇。""若患者忽略，治者不察……反为翻花败证矣。"其他部位的白斑可参考中医的"斑疹"治疗。

【辨治思路】

王守儒教授提出本病是一个癌前病变的疑难之证，西医治疗多采用去除局部的刺激因素、外用抗角质化药物、补充维生素、抗细菌、霉菌感染，以及手术治疗。虽然短期可减轻症状，但是长期使用有一定的副作用，有着适应证的限制和较高的复发率，更为重要的是不能防止口腔其他部位白斑的发生。临床上，我们应中西医结合，方能标本兼治，不但能减轻症状，更重要的是能减少复发的可能及转变为口腔癌的概率，以增强患者的治疗信心，从而提高患者的依从性。

王教授以健脾运湿、活血逐瘀、清热导滞为总则，根据口腔白斑发展变化的不同状态，在治疗上分为四个方面：第一，消凸起，加用散结药，如浙贝母、穿山甲（现为代用品）、煅牡蛎等软坚散结；第二，浅白色，加用活血药，如桃仁、红花、丹参、郁金以活血理气；第三，缩范围，加用苍术、陈皮、厚朴、木香等加强健脾化湿之功；第四，防反复，重用黄芪、山药、炒薏苡仁、五倍子、山萸肉以补益脾肾，增强机体免疫力。治疗中以健脾祛湿之法贯穿始终，根据临证不同治疗有所侧重。他通过长期临床观察，认为本病基本病机多为脾虚血瘀。治疗以益气健脾、活血消斑为主，兼以软坚散结。自拟"桃花化斑方"，用药有黄芪、太子参、焦白术、茯苓、当归、赤芍、牡丹皮、炒桃仁、红花、丹参、郁金、三棱、莪术、焦三仙、白花蛇舌草、生甘草。方中黄芪性甘微温，益气健脾，扶助正气，太子参性甘微苦，益脾养阴、清补气津，两药共为君药，使脾气旺盛，血流得运行，则血不瘀于口，气血精微充盈，上布于口，则邪不留于口；当归养血且为血中气药，奏养血活血、祛瘀化斑之功，丹参、郁金活血理气，炒桃仁、红花活血化瘀，五药共为臣药，共治瘀血阻滞诸症；焦白术、茯苓益气补脾、燥湿利水，焦三仙消导和胃、理气消导，共奏补而不滞之效，三棱、莪术破瘕化斑，赤芍、牡丹皮清热凉血祛风，白花蛇舌草清热解毒，共为佐药；生甘草调和诸药，补脾益气，助参芪健脾补气，为使药。

　　临证应灵活加减，如白斑有糜烂、溃疡者，合五味消毒饮或加蒲公英、紫花地丁、皂角刺、连翘、金银花等清热解毒；白斑色淡，口肌暗淡合四君子汤补中益气；白斑干燥，无溃疡，大便较干者，合沙参麦冬汤滋阴养胃；患者情绪暴躁者，加柴胡、白芍、佛手花、香橼等疏肝理气。王教授在选用药物上始终强调顾护脾胃，选用药物多温和而不滋腻、不厚重，补而不滞，以利脾气、助运化。王教授从整体出发，着眼于口腔局部病变，在使用口服汤剂的同时，采用中医局部外治方法，于患处直接用药，以求迅速减轻患者痛苦。如生肌散加蜂蜜调糊涂于患处，以收去腐生肌之效，蜂胶药膜局部贴敷，以收软坚止疼消炎之功。

　　王守儒教授不拘泥于中医治法，结合西医学治疗，扬长避短，中西医结合，临床疗效显著，且副作用小。若口腔白斑病合并各类感染，在口服中药的同时，给予口服酮康唑片抗真菌或红霉素消炎抗菌，西帕依固龈液含漱，控制口内感染。治疗过程中嘱患者口服维生素 A 和 E，外用维 A 酸或他克莫司局部涂擦，协同纠正口腔黏膜上皮过角质化。另外加服血塞通以改善微循环，同时服用转移因子或贞芪扶正颗粒等以加强患者免疫功能，防止复发。

【典型医案】

病例 1 张某，男，40 岁，2017 年 12 月 6 日初诊。

[主诉]发现左颊白色斑块 3 周。

[病史]患者 3 周前行口腔健康检查时发现左颊黏膜白色斑块，自觉症状不明显。在外院经活检确诊为"白斑"，建议行手术切除，患者要求保守治疗，遂来我科。既往体健，否认全身其他系统性疾病史及冶游史。嗜好吸烟，每日吸烟 20～30 支，烟龄 20 年。

[现症]患者一般情况可，平素脾气暴躁，胸胁胀痛，发病以来纳食可，二便调。检查：口腔卫生差，全口烟斑较多，牙结石Ⅲ°，口气明显。左颊黏膜一大小约 1.5cm×2.0cm 局限性白色斑块，边界较清楚，表面粗糙，较硬。舌淡红，苔白厚腻，脉弦数。

问题

（1）口腔白斑与吸烟有关系吗？

（2）舌苔白厚腻、脉弦数辨为什么证型？

（3）初诊中选用的主方是什么？如何理解处方配伍？

[治疗过程]

初诊：2017 年 12 月 6 日。黄芪 30g，太子参 20g，焦白术 10g，茯苓 20g，当归 15g，赤芍 10g，牡丹皮 10g，炒桃仁 10g，红花 12g，丹参 30g，郁金 10g，三棱 10g，莪术 10g，焦三仙各 10g，白花蛇舌草 12g，生甘草 6g，柴胡 12g，白芍 10g，佛手花 10g，香橼 10g。14 剂，每日 1 剂，水煎服，早晚分服。

全口龈上洁治，保持口腔卫生。

血塞通软胶囊 2 粒 / 次，2 次 / 日，口服；维生素 E1 粒 / 次，3 次 / 日，口服；西帕依固龈液每次 5mL，3 次 / 日，含漱后，贝复新每次 0.1g，3 次 / 日，与维 A 酸软膏交替涂于患处。进行口腔卫生宣教，嘱戒烟。

二诊：2017 年 12 月 20 日。患者服上方后无不适，胸胁胀痛好转。检查：口腔卫生状况明显好转，左颊黏膜白斑变薄，颜色有所减轻。舌苔薄白，脉弦细。处理：原方 7 剂继服，余同前。

三诊：2017 年 12 月 27 日。患者未诉有任何不适，胸胁胀痛及烦躁情绪基本消失。检查：左颊黏膜白斑已减轻，舌苔白腻，脉平。处理：在上方基础上减去柴胡、白芍、佛手花、香橼，加三棱 10g、莪术 10g。续服 14 剂，余同前。

四诊：2018 年 1 月 10 日。患者未诉有任何不适，大便正常，检查：左颊黏膜白斑明显减轻，舌质淡，苔稍腻，脉平。巩固治疗，贞芪扶正胶囊 2 粒 / 次，2 次 / 日，口服；维生素 E1 粒 / 次，3 次 / 日，口服；西帕依固龈液每次 5mL，3 次 / 日，含漱后，贝复新每次 0.1g，3 次 / 日，涂于患处。进行口腔卫生宣教，嘱戒烟。2018 年随访 3 个月，无复发。

问题

（4）方中为什么加柴胡、白芍、佛手花、香橼？

病例 2　李某，男，39 岁，2015 年 6 月 15 日初诊。

［主诉］上腭不适 2 年，加重半年。

［病史］患者 2 年前无意间发现上腭时有糜烂，起初约黄豆大小，逐渐扩大，时轻时重，未引起重视。近半年出现白色斑片散在分布，糜烂面积增大，疼痛明显，曾于郑大一附院诊断为"口腔白斑"。2015 年 4 月 11 日查血常规：RBC3.98 ↓。组织病理学检查示：（上腭）黏膜炎症样改变伴上皮角化亢进及轻度不典型增生。CD4518 ↑，IgM2.59 ↑，C30.78 ↓。否认既往全身系统性疾病病史。

［现症］患者一般情况差，上腭疼痛明显，影响进食，胃部时有泛酸，大便稀溏。检查：上腭弥漫白色斑块约 0.5cm×0.8cm 大小，周围黏膜色红，伴轻度糜烂。舌质淡，苔黄厚腻，脉沉。

> 问题
>
> （1）本病的病因病机是什么？

[治疗过程]

初诊：2015年6月15日。黄芪30g，太子参20g，焦白术10g，茯苓20g，当归15g，赤芍10g，牡丹皮10g，炒桃仁10g，红花12g，丹参30g，郁金10g，三棱10g，莪术10g，焦神曲10g，炒麦芽10g，炒山楂10g，白花蛇舌草12g，生甘草6g，连翘15g，蒲公英15g，紫花地丁12g，炒山药30g，炒薏苡仁30g，苍术10g。14剂，每日1剂，水煎服，早晚分服。

血塞通软胶囊2粒/次，2次/日，口服；红霉素每次500mg，2次/日，口服；奥硝唑每次0.5g，3次/日，口服；西帕依固龈液每次5mL，3次/日，含漱后，贝复新每次0.1g，3次/日，涂于患处。

二诊：2015年6月29日。患者服上药后泛酸，大便稀。检查：口腔上腭部白色斑块较前减少，右侧上牙龈（腭侧）白色斑块仍有，黏膜红，轻微糜烂，苔腻，脉可，Hp（＋）。处理：上方加煅瓦楞30g。14剂，每日1剂。余药续用。

三诊：2015年7月13日。患者服药后，大便一日3～4次。检查：上腭部白色斑块较上次减少，上腭黏膜仍稍红，轻微糜烂。处理：上方改连翘为12g，苍术为12g，14剂，水煎服，日1剂，续服血塞通、红霉素、奥硝唑，交替含漱西帕依、康复新液，外涂贝复新。

四诊：2015年7月27日。口腔内上腭白色斑块较前减少，上腭部糜烂基本愈合。处理：上方去紫花地丁、蒲公英，加皂角刺12g，7剂，水煎服，日1剂，早晚分服，续用血塞通、西帕依、贝复新、康复新液。

五诊：2015年8月10日。查口腔上腭部白色斑块面积较之前明显减小，色浅，舌质淡，苔白，脉沉。处理：上方改黄芪为60g，巩固治疗。随访半年，症状未有加重。

问题

（2）四诊为什么去紫花地丁、蒲公英？

【问题解析】

病例1

（1）大量的实验及临床研究数据表明：长期烟草刺激是口腔白斑的重要发病因素，此例患者有吸烟嗜好。

（2）从舌苔脉象来看，当属肝郁脾虚，肝气郁结，脾虚湿阻，阻滞经络。

（3）选用的主方是桃花化斑汤，方中黄芪益气健脾，扶助正气；太子参益脾养阴，清补气津，两药共用使脾气旺盛，血流得运行，则血不瘀于口，气血精微充盈，上布于口，则邪不留于口。当归养血且为血中气药，奏养血活血、祛瘀化斑之功，丹参、郁金活血理气，炒桃仁、红花活血化瘀，五药共治瘀血阻滞诸症。焦白术、茯苓益气补脾，燥湿利水，焦三仙消导和胃，理气消导，柴胡、白芍、佛手花、香橼疏肝理气，共奏补而不滞之效，三棱、莪术破瘢化斑，赤芍、牡丹皮清热凉血祛风，白花蛇舌草清热解毒，共为佐药。生甘草调和诸药，补脾益气，助参芪健脾补气，为使药。

（4）患者平素脾气暴躁，胸胁胀痛，脉弦数，用柴胡、白芍、佛手花、香橼以疏肝理气。

病例2

（1）患者平素时有泛酸，大便稀溏，舌苔黄腻，为胃中有热，脾失健运，水湿内停，湿热相合，上蒸于口，发为本病。湿性黏腻，所以白斑易反复，缠绵难愈，又因患者患病日久，久病多虚多瘀，湿热蕴积不散，壅遏气血，气滞血瘀，则见上腭部糜烂，黏膜红，触之易出血。

（2）因为上腭部糜烂基本愈合，又防止寒凉太过加重便溏，故去紫花地丁、蒲公英。

【学习小结】

从以上病案可以看出患者均久病伤正，造成脾气亏虚，推动血液运行无力，日久血液运行缓慢而成血瘀之证。王教授提出本病病机为脾虚血瘀。脾气虚弱，推动血液运行无力，气血运行不畅，瘀血内生，上阻于口而致本病。王教授提出"益气健脾、活血消斑、软坚散结"的治疗思路，从脾虚血瘀论治，以健脾运湿、活血逐瘀、清热导滞为总则。王教授从整体出发，着眼于口腔局部病变，在使用口服汤剂的同时，采用中医局部外治方法，于患处直接用药，以求迅速减轻患者痛苦。

关于医嘱问题：①烟酒刺激是本病的诱发因素，因此应向患者强调戒除。②加强口腔卫生宣教，注意口腔卫生，去除致病因素。③本病是多因素作用下的慢性疾病，应定期复查，以早发现、早诊断、早治疗。④本病为癌前病变，患者思想负担重，应给予心理安抚。

【课后拓展】

1. 本病的中医辨证分型有哪些？

2. 查阅"斑点成大片，面赤斑斑如锦纹，抚之不碍手者谓之斑""若唇肿起白皮皱裂如蚕茧，名曰茧唇""若患者忽略，治者不察，反为翻花败证矣"的出处，如何理解？

3. 学习西医学对本病的认识、研究和进展，提供一些本病的预防措施。

4. 通过对本病的学习，写出学习心悟，特别是从目前的研究来看，中药治疗本病有哪些明显的优势。

5. 参考阅读

（1）王守儒，霍勤. 五官病学［M］. 北京：人民军医出版社，2006.

（2）徐治鸿. 中西医结合口腔黏膜病学［M］. 北京：人民卫生出版社，2001.

（3）陈谦明，曾昕. 案析口腔黏膜病学［M］. 北京：人民卫生出版社，2014.

（4）谭劲.中西医结合口腔科学［M］.北京：中国中医药出版社，2018.

（5）许国祺，李秉琦，李辉.口腔癌前病变——白斑与扁平苔藓［M］.北京：中国医药科技出版社，1992：67-68，81-91.

（6）刘伟，周曾同.口腔白斑的中医药治疗现状及研究进展［J］.临床口腔医学杂志，2009，25（1）：53-55.

三、口腔白色角化病

口腔白色角化病是因长期的机械性或化学性刺激所造成的、发生在口腔黏膜上的、以上皮过度角化和不全角化为病理基础的、局部的白色斑块或斑片。由于其与白斑的发生有关，部分研究称之为"前白斑"。又因多数患者愈后良好，而又称为良性角化病。在中医文献中没有此病名，但根据该病的局部白色斑块或斑片这一临床特征，本病应归属中医学"斑""茧唇""白癜"等范畴。

【辨治思路】

王守儒教授认为，凡口唇相关疾病常与脾、胃、肝等脏腑相关，口内颜色发白、病变部位粗糙多与脏腑亏虚、气血失和及风燥外侵有关。脾虚湿盛、肝郁肾虚、瘀血阻络、风燥血虚导致口唇精微失布、血络失养，而发本病。

王守儒教授认为本病的基本病机为本虚标实：脾肾亏虚为其本，风燥、肝郁、血瘀为其标。治疗上以健脾补肾、活血逐瘀、补血祛风为大法，旨在扶正祛邪，恢复脾肾生理功能的同时祛瘀活血，养血祛风。王教授自拟"化白方"，其中太子参、炒白术、茯苓益气健脾利水；熟地黄、补骨脂补肾养血；茵陈、蛇床子、白鲜皮、苦参燥湿祛风；当归、赤芍、牡丹皮活血祛瘀消斑；焦三仙、鸡内金助脾运化；甘草调和诸药，以达到健脾补肾、益气活血、扶正祛邪的目的。与此同时，王教授要求根据疾病临床辨证的不同而应用针对性的治疗方法，方可收到较好的疗效。

【典型医案】

病例1 张某，男，45岁，2015年8月1日初诊。

［主诉］口腔内发白3个月。

［病史］患者3个月前无明显诱因右颊下磨牙后区黏膜发白，曾于郑州大学第四附属医院诊断为"口腔白色角化病"，给予药物治疗（具体药物名称及用量不详），但未引起患者重视，因而未治疗。近1个月自觉右颊发白区黏膜粗涩感，口内不适，遂来诊。否认既往全身系统性疾病病史。平素脾气暴躁，嗜好吸烟，每日吸烟15～20支，烟龄15年。

［现症］患者一般情况可，面色黧黑，胸肋刺痛，纳可，眠可，二便调。检查：口腔卫生差，全口烟斑较多，牙结石Ⅱ°，口气明显。右颊下磨牙后区黏膜约1.0cm×1.5cm白色区域，边界较模糊，颜色由边缘至中央逐渐加深，表面略粗糙，较干燥，触诊基底无变硬感觉，黏膜柔软度及弹性尚可，周围有瘀斑相伴，舌质紫暗、有瘀斑，苔薄白，脉涩。

问题

（1）结合患者临床体征，从脏腑辨证角度分析，该病病位在哪脏？

（2）分析该病病因病机。

（3）该病治法是什么？可选取何种方剂配伍？

［治疗过程］

初诊：2015年8月1日。黄芪30g，柴胡10g，白芍10g，太子参15g，炒白术30g，茯苓30g，佩兰30g，白花蛇舌草12g，黄芩10g，苦参10g，白鲜皮10g，蛇床子10g，焦三仙各10g，鸡内金10g，甘草6g，茵陈6g，三棱10g，莪术10g，连翘15g，金银花15g，桃仁12g，红花15g，丹参30g，郁金10g。7剂，水煎服，日1剂，早晚分服。

全口龈上洁治。血塞通软胶囊、维生素E口服；西帕依固龈液漱口后，贝复新液涂于患处。对患者进行口腔卫生宣教，嘱戒烟。

二诊：2015年8月8日。患者自诉服药后黏膜白色区域仍在，自觉疼痛，睡眠可，大便可。检查：白色区域仍在，但触之柔软，舌质红，苔白，脉沉细。处理：上方改黄芪为15g，白花蛇舌草为10g，金银花为10g，去佩兰、白鲜皮、蛇床子、茵陈、黄芩，加延胡索10g、制乳没各10g。10剂继服，余药续用。

三诊：2015年8月19日。白色区域边缘部颜色明显变浅淡，触之柔软，脉沉缓无力。处理：上方改黄芪为60g，去制乳没，加泽兰12g，15剂；停用血塞通软胶囊及维生素E。

四诊：2015年9月2日。白色区域进一步减小，白色极浅，服药期间未觉疼痛，舌淡红，苔薄白，脉可，余无不适。处理：上方10剂继服，以巩固治疗。随访半年，未见复发，嘱定期复诊。

问题

（4）处方中选用的主方是什么？如何理解处方配伍？

（5）为何复诊时加延胡索、制乳没？

病例2　王某，女，31岁，2015年4月4日初诊。

[主诉] 口内两颊粗糙感2个多月。

[病史] 患者2个月前无明显诱因出现口腔内粗糙不适感，尤其是两颊部位较为明显，未曾治疗，2日前刷牙时发现两颊发白，遂来诊。既往无系统性疾病史。

[现症] 患者瘦弱体乏，面色无华，皮肤发干，口干咽干。局部检查：两颊发白，白色区域约0.5cm×1.0cm大小，边界较模糊，颜色由边缘至中央逐渐加深，表面略粗糙，较干燥，触诊基底无变硬感觉，黏膜柔软度及弹性尚可。舌质淡红，苔少，脉沉细。

> 问题
>
> （1）该患者的病因病机是什么？
>
> （2）该病与口腔白斑如何鉴别？
>
> （3）该病的治法是？可选取何种方剂配伍？

[治疗过程]

初诊：2015年4月4日。生地黄10g，桃仁10g，红花5g，赤芍10g，当归10g，川芎3g，金银花10g，丝瓜络10g，夏枯草15g，黑栀子10g，防风10g，荆芥10g。7剂，每日1剂，水煎服，早晚分服。外治吹布生肌散，每日4次。

二诊：2015年4月12日。症状无明显改善，局部病损无明显变化。处理：依上法更进，加炙鳖甲15g、土茯苓15g。7剂，水煎服，每日1剂。

三诊：2015年4月19日。自觉症状改善，检查：两颊黏膜白色区缩小，边界已不清楚。处理：前法有效，效不更方，再服2周。

四诊：2015年5月4日。自觉局部稍粗糙，无其他不适症状，检查：白色区域明显缩小。处理：上方去黑栀子，加入健脾之品苍术、白术、怀山药、茯苓各10g，再服4周。

五诊：2015年6月4日。口内白色网状损害区消退，全身无不适。处理：脾肾双补，少佐清解通络。予枸杞子15g、女贞子15g、菟丝子15g、山茱萸15g、党参20g、丝瓜络10g、土茯苓10g等，再服4周。

六诊：2015年7月4日。自觉口内无不适，检查：口内发白已消。为防复发，尚需健脾益肾，前方续服1个月。电话随访1年，未见复发，嘱定期复诊。

> 问题
>
> （4）处方中初诊选用的主方是什么？对于该病的整体治疗有何认识？
>
> （5）五诊时为何加入益肾健脾之品？

【问题解析】

病例 1

（1）患者平素脾气暴躁，口内发白，瘀斑相伴，面色黯黑，胸肋刺痛，舌质紫暗、有瘀斑，多为肝郁气滞血瘀，因此患者病位多在肝脏。

（2）结合患者口腔表现，舌质暗，苔黄腻，脉涩，可知本病为气滞血瘀所致。气滞血瘀，蕴积不散，阻滞经络，而形成口内发白，全身症状可见面色黯黑，胸肋刺痛，舌质紫暗、有瘀斑。

（3）治以理气活血、化瘀软坚之法，方剂可用柴胡疏肝散、逍遥散等与活血化瘀药物配伍。

（4）处方中选用主方为逍遥散合桃红四物汤加减。方中用柴胡、白芍以疏肝理气，桃仁、红花、丹参、郁金以活血祛瘀；三棱、莪术以软坚散结；黄芪、太子参、炒白术、茯苓以补气健脾；茵陈、佩兰、白花蛇舌草、苦参、白鲜皮、蛇床子以化湿，且患者在气滞血瘀的基础上还有热象，故方中加连翘、金银花、黄芩以清热解毒；焦三仙、鸡内金以固护脾胃；甘草以调和诸药。全方祛瘀软坚而不伤正气，清热解毒且不伤脾胃，兼以活血养心安神，治疗本病共奏良效。

（5）患者复诊时出现口内不适，疼痛感较重，故加延胡索活血化瘀、行气止痛，专治一身上下之诸痛，制乳香、没药活血散血、止痛消肿，三药合用，活血祛瘀的同时还可以缓解患者口内疼痛不适的症状。

病例 2

（1）患者罹患此病多因气血亏虚，脉络亏虚，导致黏膜失于濡养，证属血虚风燥。

（2）白色角质化病应首先排除白斑，两者虽均为口内发白，但白斑一般病程较长，并且去除局部刺激后不能消退。口腔白斑一般有上皮细胞的异常增生，而白色角质化无异常增生。

（3）治宜养血滋阴、祛风润燥，可用四物汤、当归补血汤等配合滋阴祛风药物。

（4）初诊选取的主方为消风散合四物汤加减。该患者病因复杂，病在口腔，责之脾肾，首先是辨证论治，在初期旨在顾本及标，控制症状，后在缓解期须培本固元，改善患者体质。

（5）五诊加入益肾之品，盖肾为先天之本，脾为后天之本，先后天共治，使"正气存内，邪不可干"，防止症状反复。加之外用药养阴生肌，直达病所，内外配合，而收全功。

【学习小结】

中医学一般认为本病多因饮食不节、烟酒无度、口腔内不良刺激或七情抑郁等引起，临床大体概括为脾虚湿盛、血虚风燥、肝郁血瘀三种证型。肝郁血虚型治以理气活血，化瘀软坚，常用柴胡疏肝散合桃红四物汤加减；脾虚湿盛型治以健脾化湿，祛痰化斑，常用胃苓汤加减；血虚风燥型治以滋阴养血，祛风化白，多用四物汤合消风散加减。

王教授在"脾开窍于口""脾主运化水湿"等理论的指导下，从整体出发，临床实践中总结出本病病位主要在脾，病机为脾虚失于运化，水湿内停，邪湿相合，发为本病。烟酒无度，脾气暴躁，损伤肝脾，气血运行不畅，气滞血瘀，毒邪内伏郁而致口内黏膜发白。饮食不节，脾失健运，痰湿内蕴，痰湿侵袭口腔，脾气虚弱，口腔失于温养，外邪乘虚而入，也可发为本病。王教授结合口腔局部生理病理特点，在治疗上以益气健脾、燥湿化白为主，兼以理气活血清热，旨在扶正祛邪，恢复脾的运化功能，从根本上治疗本病。自拟"化斑方"，常用药物有太子参、炒白术、茯苓以益气健脾利水；茵陈、蛇床子、白鲜皮、苦参以燥湿清热；当归、赤芍、牡丹皮以活血祛瘀消斑；焦三仙、鸡内金以助脾运化；以甘草调和诸药，以达到健脾利水、益气活血、扶正祛邪的目的，使痰湿得化，气血得行，脾得健运。临证灵活配伍，方能取得良好效果。

关于对待本病的态度问题　本病虽然为良性病变，但易与白斑混淆，及时做出正确的诊断是取得良好疗效的前提。没有必要无依据地大量使用抗上皮角化的药物和抗上皮异常增生的药物，但是不予重视和不加干预有可能导致严重后果。因此，去除刺激因素后进行密切随访是防治本病的重要措施。

【课后拓展】

1. 熟读《脾胃论》，了解脾胃损伤与口之关系。

2. 查阅"脾开窍于口""白癜者，面及颈项、身体皮肤肉色变白，与肉色不同，亦不痛不痒，谓之白癜。此亦是风邪搏于皮肤，气血不和所生也"的出处，如何理解？

3. 学习西医学对本病的认识、研究和进展。

4. 通过对本病的学习，写出学习心悟。

5. 参考阅读

（1）王守儒，霍勤.五官病学［M］.北京：人民军医出版社，2006.

（2）王永钦.中医耳鼻咽喉口腔科学［M］.北京：人民卫生出版社，2001.

（3）徐治鸿.中西医结合口腔黏膜病学［M］.北京：人民卫生出版社，2001.

（4）谭劲.中西医结合口腔科学［M］.北京：中国中医药出版社，2018.

四、口腔黏膜下纤维化

口腔黏膜下纤维化是一种以病理特征为主要依据命名的慢性口腔黏膜疾病，属癌前病变。本病主要临床表现为口腔黏膜发白变硬、张口受限等。本病可侵犯口腔黏膜的各个部位，但以颊、腭部多见。目前也有人认为本病是一种局灶性硬皮病。中医学文献无相应记载，根据其临床症状与中医学的"口糜""噤口""口禁""紧唇""噤口""沈唇"等近似。

【辨治思路】

王守儒教授认为本病病因不明，与很多因素有关。西医治疗多采用激素的内服及外用，不但效果欠佳、易复发，且有较严重的副作用。而在大量采用激素治疗后，由于患者对激素的依赖性，给以后的中医治疗带来很大不便。

王守儒教授认为该病一是由于外邪侵袭，毒邪郁积于局部，引起局部气机不畅，血液运行受阻，气血失和，瘀血留滞，最终导致本病形成；二是因为患者素体禀赋不足或后天失养，气血亏虚，肌肉黏膜失于濡养，加之外邪毒气（烟草、槟榔、辣椒及局部慢性理化刺激）乘虚而入，导致气血失调，发为本病。因此，治疗实证以理气活血、化瘀软坚为主，虚证以补益气血、调和营卫为主。在治疗口腔黏膜病总方的基础上，根据患者的具体症状加入相应的治疗药物。

【典型医案】

病例 1　王某，男，35 岁，2016 年 7 月 12 日初诊。

［主诉］口腔黏膜苍白、发硬，张口受限 2 年。

［病史］患者 5 年前入伍，因在海南某部招待办做接待工作，每次招待过程中均会以槟榔招待客人，自己也会咀嚼槟榔，自述每天咀嚼槟榔约 2 包，每包 5 粒，常年咀嚼槟榔产生了依赖性。初始感黏膜不适，但未引起注意，2 年前偶然在体检中发现口腔黏膜苍白，自感口内黏膜尤其以上腭黏膜发硬，两侧颊黏膜紧绷感，张口稍受限，于当地小诊所治疗（具体用药不详），效果不佳，遂来治。患者因听说该病有癌变的可能，导致情绪低落。否认既往全身系统性疾病病史。

［现症］患者精神可，口苦咽干，张口受限，吞咽困难，语言障碍。检查：两侧颊黏膜及上腭黏膜苍白，指检时可触及位于黏膜下的若干条索，质地坚韧，无疼痛，张口度 2.5cm。舌体活动不自如，舌质偏暗，舌旁或见瘀点，苔薄白，脉弦。

问题

（1）患者上腭及两侧颊黏膜苍白、发硬的原因是什么？

（2）患者为什么会出现张口受限、吞咽困难、语言障碍等症状？

（3）患者舌质偏暗，舌旁瘀点，苔薄白，脉弦，应该辨证为什么证型？

（4）该患者应采取什么样的治疗方法？

（5）在王教授治疗口腔黏膜病的主方基础上应加入哪一类药物？

（6）患者的情绪对该病有什么影响？

［治疗过程］

初诊：2016年7月12日。太子参30g，炒白术15g，茯苓30g，当归15g，赤芍10g，牡丹皮10g，陈皮6g，柴胡15g，龙胆草10g，桃仁12g，红花10g，丹参10g，郁金10g，枳壳10g，甘草10g。7剂，每日1剂，水煎服，早晚分服。医嘱：忌咀嚼槟榔，少食柿子、葡萄、李子、石榴、山楂等酸涩水果及辛辣刺激性、过烫食物。

二诊：2016年7月20日。患者服药后平和，胃内无不适，情绪好转，两颊黏膜感觉较前轻松。检查：张口度2.5cm，触诊两颊黏膜条索稍软，口苦减轻，上腭仍苍白。舌质仍偏暗，舌面有少量瘀点，苔薄白，脉弦。处理：上方去龙胆草、甘草，加海藻12g、昆布12g。10剂，水煎服。医嘱同上。

三诊：2016年8月1日。患者服上方后胃内无不适，感觉口内较前明显轻松，张口基本正常，口不苦。检查：张口度3.0cm，两颊黏膜颜色基本正常，上腭黏膜开始出现片状红色，舌体活动自如，舌面瘀点基本消失，脉弦。处理：上方去柴胡，加黄芪20g。10剂，水煎服。医嘱同上。

四诊：2016年8月11日。患者服上方后开口正常，上腭及两侧颊黏膜颜色正常，触之稍软。处理：效不更方，15剂继服。

问题

（7）患者初诊处方中选用的主方是什么？如何理解处方配伍？

（8）二诊中为何又去龙胆草、甘草，加海藻、昆布？

（9）初诊中为何嘱患者忌咀嚼槟榔，少食柿子、葡萄、李子、石榴、山楂等酸涩水果？

（10）对于该病平时应注意什么？

病例 2 薛某，男，35 岁，2016 年 10 月 31 日初诊。

[主诉] 口内两侧黏膜紧绷感 3 年，加重半年。

[病史] 患者 3 年前体检时发现口腔黏膜有片状白色病损，之后口内反复发生小水疱，破溃后形成溃疡，并伴有灼痛感，近半年来开始出现口内两侧颊黏膜紧绷感，张口受限，语言及吞咽障碍。平素体弱易感冒，少气懒言，神疲乏力，手指尖经常发麻，嗜食辛辣食物，食蔬菜、水果较少，饮酒，吸烟较多。

[现症] 患者精神可，形体消瘦，面色淡白无华，唇甲色淡，少气懒言，神疲乏力。检查：两侧颊黏膜色苍白、无光泽，指检时可触及位于黏膜下的若干条索，质地坚韧，无疼痛。舌质淡白，舌面光滑少苔，脉细无力。切取部分颊黏膜活体组织做病理检查：上皮下方出现一条胶原纤维玻璃样变性带，其下方的胶原纤维间水肿，伴淋巴细胞浸润。电镜检查：可见上皮细胞间隙增宽，有大量游离桥粒或细胞碎片。线粒体数量减少，部分线粒体肿胀，伴有玻璃样变的胶原纤维呈束状分布。贫血、血沉加快、血清中铁离子缺乏。

问题

（1）根据患者的临床表现辨证为哪一证型？

（2）本病的病机是什么？

（3）本病的标本虚实是什么？

（4）患者的病理检查对该病的诊断有哪些帮助？

（5）本病的治疗原则是什么？

[治疗过程]

初诊：2016 年 10 月 31 日。太子参 20g，炒白术 20g，茯苓 30g，赤芍 10g，当归 15g，牡丹皮 10g，川芎 12g，黄芪 30g，丹参 15g，香附 12g，熟地黄 15g，龙眼肉 12g，鸡内金 10g，焦三仙各 10g，炙甘草 10g。7 剂，每日 1 剂，水煎服，早晚分服。医嘱：禁食辛辣食物，戒烟酒，多食蔬菜水果。

二诊：2016 年 11 月 8 日。服药后精神好转，面色稍红润，症状改善不明显。检查：两侧颊黏膜病损改变不大，张口受限，语言及吞咽障碍改善亦不明显。处理：上方加炒山药 30g，炒薏苡仁 30g，红花 12g。10 剂，水煎服。

三诊：2016 年 11 月 19 日。服药后少气懒言、神疲乏力症状明显改善，面色红润，手指尖经常发麻明显减轻。检查：两侧颊黏膜有片状红色区域，触之较前软。舌质红，舌苔始生，脉象较前有力。处理：上方去香附，加桃仁 12g、鸡血藤 15g。15 剂，水煎服。

四诊：2016 年 12 月 4 日。服上方后胃内无不适。检查：两侧颊黏膜颜色基本正常，触之较前明显柔软。处理：上方去熟地黄、龙眼、炙甘草，加海藻 15g、昆布 15g。15 剂，水煎服。

五诊：2016 年 12 月 19 日。服上方后两颊黏膜触之基本正常，患者体重较前增加 5kg，精神好。处理：效不更方，上方 20 剂继服，巩固疗效。

问题

（6）初诊方是以什么方为基础加减的？

（7）初诊至五诊，从处方的变化中可以看出王守儒教授治疗本病的方法有哪些改变？

（8）四诊中为何加去熟地黄、龙眼、炙甘草，加海藻、昆布？

（9）为什么在处方中没有加入祛邪药物？

【问题解析】

病例 1

（1）因患者听说该病有癌变可能，致情绪不畅，长此以往致肝气不舒，气机不畅，气血运行受阻，气血失和，加之患者有咀嚼槟榔的习惯，可使口腔黏膜破损。组织培养表明槟榔中的生物碱能够刺激和促进黏膜成纤维细胞的增殖及胶原的合成，所含鞣酸能抑制胶原纤维的降解，进一步增进了纤维化，加之患者气血运行受阻，致使口腔黏膜局部硬化、色苍白。

（2）由于患者气血运行受阻，加之口腔黏膜的纤维化，致使口腔黏膜变硬。口腔黏膜失于濡养，瘀血留滞，活动受限，致使张口受限。由于吞咽及语言功能的发挥需要口内黏膜及器官的全面协调，当口内黏膜及器官运动受阻，则会造成吞咽困难、语言障碍。

（3）患者舌质偏暗，舌旁瘀点，苔薄白，脉弦，应该辨证为气滞血瘀型。

（4）患者辨证为气滞血瘀，在治疗上应疏肝理气、活血化瘀。

（5）在王教授治疗口腔黏膜病的主方基础上应加入疏肝理气、活血化瘀的药物，如陈皮、柴胡、龙胆草、桃仁、红花、丹参、郁金、枳壳。

（6）患者的情绪对该病起到了加重的不良作用。

（7）患者初诊处方中选用的是王守儒教授治疗口腔黏膜病主方加桃红四物汤加减。其中太子参、炒白术、茯苓、当归、赤芍、牡丹皮为王守儒教授治疗口腔黏膜病主方，其作用是健脾益气、凉血活血，气血充足才能运行有力，有助于活血化瘀。陈皮、柴胡、龙胆草疏肝理气。桃仁、红花、丹参、郁金、枳壳活血化瘀。全方疏肝理气、活血化瘀，切中病机，效果卓著。

（8）二诊中因疗效显著，患者心情好转，去苦寒伤胃之龙胆草，加入软坚散结之海藻、昆布以软化发硬的口腔黏膜，由于甘草与海藻相反，故去甘草。

（9）患者因咀嚼槟榔引起该病，故应忌咀嚼槟榔。现代研究也表明槟榔所含的生物碱均与鞣酸结合而存在，鞣酸能抑制胶原纤维的降解，增进黏膜的纤维化，从而引起本病。日常的水果如柿子、葡萄、李子、石榴、山楂等酸涩水果中均含有鞣酸，均可以进一步加重黏膜的纤维化。从中医学的角度来讲，酸与涩均有收敛作用，对纤维化的黏膜均有负面影响，故平时应少食此类水果。

（10）对于本病平时应保持心情愉快，树立战胜疾病的信心，积极治疗疾病。禁止咀嚼槟榔及酸涩类水果，饮食应清淡，避免过食辛辣食物和烟酒。若发生糜烂，应加强口腔护理，保持口腔卫生，预防继发感染。若出现黏膜条索化，应局部按摩，减轻面部肌肉锻炼，从而减缓硬化进程。本病属癌前病变，如早期诊断、及时治疗能控制其发展，并可获得好的治疗效果。如误诊、误治则病变迁延，甚至发生恶变。

病例 2

（1）根据患者少气懒言，神疲乏力，面色淡白无华，唇甲色淡，形体消瘦，手指尖经常发麻，舌质淡白，舌面光滑少苔，脉细无力，可辨证为气血两虚。

（2）该病病机为素体禀赋不足，气血亏虚，加之外邪毒气（烟酒、辛辣食物等局部慢性理化刺激）乘虚而入，导致口腔黏膜气血失调，口腔肌肉黏膜失于濡养，运动不灵，则出现张口受限、语言及吞咽障碍，发为本病。

（3）本病是因为素体禀赋不足，气血亏虚在先，烟酒、辛辣外邪毒气入侵在后，因此，气血亏虚为其本，外邪毒气为其标。

（4）本病病理检查：上皮下方出现一条胶原纤维玻璃样变性带，其下方的胶原纤维间水肿，伴淋巴细胞浸润。黏膜下结缔组织胶原纤维变性是本病的主要病理表现，对诊断有帮助。电镜检查也伴有玻璃样变的胶原纤维呈束状分布为诊断的又一有力证据。现代研究发现，有的黏膜下纤维化患者血清中铁离子缺乏。大量研究表明黏膜下纤维化的患者有贫血、血沉加快现象。以上实验室检查可作为该病的诊断依据。

（5）因本病辨证为气血亏虚，因此治疗原则是补益气血。

（6）初诊方是在八珍汤的基础上加减的。

（7）在整个治疗过程中可以看出，在疾病治疗前期是以针对本病气血亏虚为主，通过补益气血，增强患者的正气，提高患者的免疫力，而免疫功能异常是导致黏膜下纤维化的病理学基础，补益气血这一治法也符合西医学对该病病理的认识。当通过一段时间的补益气血，患者的正气得以提高，抗病能力增加，其驱邪外出的能力增强，此时便可进行下一阶段活血化瘀的治疗。西医学认为该病的病理是局部血管狭窄或闭塞消失，是黏膜下纤维化的晚期病理表现，在治疗中以硝苯地平达到扩张血管、改善局部血液循环的目的。另一种高压氧治疗也可提高动脉血氧分压，增加血氧含量，改善有氧代谢，增加能量产生，改善局部缺血缺氧的状况，从而产生类似"活血化瘀"的功效。王教授在治疗该病的第二阶段正是加重活血化瘀药物的用量，这也符合西医学对该病的认识。因此，该病的治疗过程分为两个阶段，第一个阶段补益气血，第二个阶段活血化瘀。

（8）四诊时，患者气血充盛，而熟地黄、龙眼肉滋腻碍胃，龙眼肉性甜又恐生痰，因此去除。海藻、昆布有软坚散结之功效，因此，后期加入帮助软化纤维化的黏膜。因海藻与甘草相反，故去甘草。

（9）该病中虽有烟酒、辛辣之外邪毒气入侵，但在初诊的医嘱中禁食辛辣食物，戒烟酒，相当于去除了外来邪气。另外，患者素体虚弱，加入祛邪药物又恐伤害身体，使正气更虚，因此，在治疗的过程中未加入祛邪药物。

【学习小结】

从以上两个病案可以看出，口腔黏膜下纤维化多与咀嚼槟榔的习惯或者嗜食烟酒、辛辣食物有关。因此，为了避免此病的发生，平时的生活中尽量戒除不良嗜好。而一旦罹患此病，对此病的治疗要有信心，不能因听说该病有癌变的可能而情绪低落，这对本病的治疗有害无益。王守儒教授认为，治疗的前期、中期补气、后期活血，为治疗该病的大法，临床中应根据患者的具体表现在口腔黏膜病基础方之上随症加减。只要患者积极地配合治疗，戒除生活中的不良嗜好，消除恐癌心理，临证灵活配伍，亦能取得良好的治疗效果。

【课后拓展】

1. 查阅"唇口紧小，不能张开，饮食不得入，名曰紧唇""脾胃受邪，则唇为之病，得寒则紧也""唇紧湿烂，乍好乍发，经年累月，又名沈唇，乃脾家湿热也"的出处，如何理解？

2. 本病与口糜的关系如何？

3. 学习西医学对本病的认识、研究和进展。

4. 通过对本病的学习，写出学习心悟。

5. 参考阅读

（1）王守儒，霍勤.五官病学［M］.北京：人民军医出版社，2006.

（2）王永钦.中医耳鼻咽喉口腔科学［M］.北京：人民卫生出版社，2001.

（3）徐治鸿.中西医结合口腔黏膜病学［M］.北京：人民卫生出版社，2001.

（4）陈谦明，曾昕.案析口腔黏膜病学［M］.北京：人民卫生出版社，2014.

（5）徐治鸿.中西医结合口腔黏膜病学［M］.北京：人民卫生出版社，2001.

（6）李元聪.中西医结合口腔科学［M］.9版.北京：中国中医药出版社，2012.

（7）李元聪.活血化瘀解毒法治疗口腔黏膜下纤维化60例［J］.中医药导报，2012，18（3）：86-87.

（8）李元聪.从痰瘀论治口腔黏膜下纤维化临证体会［J］.湖南中医药大学学报，2018，38（7）：755-756.

第四节　口腔黏膜大疱性疾病

一、天疱疮

天疱疮是一种严重的慢性反复发作的大疱性皮肤黏膜病，临床以口腔黏膜及全身皮肤出现大疱性损害、糜烂、愈合后形成色素沉着为特征。目前多认为是一种自身免疫性疾病。在未使用肾上腺皮质激素治疗以前，常因反复溃破，丢失蛋白、液体等营养成分及电解质紊乱而导致死亡，且死亡率很高。根据临床表现，可参考中医学"浸淫疮""火赤疮""天疱疮""水丹"等病证。

【辨治思路】

本病西医治疗主要以糖皮质激素为主，中医关于天疱疮的治疗，各家说法不一。王守儒教授总结历代医家学说，在大量临床实践基础上，将天疱疮病机归纳如下：脾虚不运，湿热蕴滞；湿热蕴结，热毒炽盛；化燥伤阴，气随阴伤。脾虚失运，湿热内蕴，外感风热毒邪，阻于口内，可发为本病；湿热蕴结者，热邪燔灼营血，热毒炽盛，亦可发为本病；脾虚不运者，则心火内蕴与脾经湿热交阻，阴水盛，阳火衰，而以湿邪蕴积为甚，日久湿火化燥，灼津耗气，胃液亏损，故此病之后期，每致气阴两虚，阴伤胃败，正虚邪恋，经久不愈。

王守儒教授认为，本病患者长期服用激素、羟基氯喹、抗生素、清热解毒中药等损伤脾胃，因此病位主要在脾，治疗上以健脾利湿、清热解毒、益气养阴为大法。脾虚不运、温热蕴滞者，治以益气健脾、清热利湿，多用清脾除湿饮加减；湿热蕴结、热毒炽盛者，治以清热解毒、清营凉血，多用清瘟败毒饮加减；化燥伤阴、气随阴伤者，治以益气养阴，佐以清热，多用玉女煎合导赤散加减。

【典型医案】

病例1 孙某，男，39 岁，2014 年 2 月 15 日初诊。

［主诉］口腔及前胸、后背等处出现水疱 5 个月。

［病史］患者 5 个月前因发热后口腔黏膜出现水疱、糜烂，不久前胸后背均发生水疱，在南阳市口腔医院诊为"天疱疮"，给予口服泼尼松（具体用药名称及用量不详）有所缓解，但剂量减少时症状又出现，为求进一步诊治来我院就诊。

［现症］患者精神差，纳差，睡眠差，口渴心烦，大便干，小便赤。检查：硬腭有 3 个水疱，多处糜烂面，前胸、后背、上肢均可见水疱，疱壁薄，尼氏征（＋），部分水疱破裂、渗出，糜烂面鲜红。舌质红绛，苔黄，脉滑数。

问题

（1）确定尼氏征阳性的方法是什么？

（2）该患者的病因病机是什么？

（3）该病应以何为治法？可选取何种方剂配伍？

［治疗过程］

初诊：2014年2月15日。方药：水牛角30g（先煎），生地黄20g，石膏30g（先煎），黄连10g，金银花10g，栀子10g，马齿苋30g，黄柏10g，大青叶10g，蒲公英20g，花粉10g，酸枣仁10g，远志10g，甘草6g。7剂，每日1剂，水煎服，早晚分服。

泼尼松片（每片5mg）每日40mg，6片+2片（早8点6片，下午2点2片），口服。服药期间注意补钙。

二诊：2014年2月22日。患者自诉渗出及疼痛减轻，口渴、心烦有所缓解。处理：上方继服14剂。泼尼松4片+2片，口服，一周后减为3片+2片。服药期间注意补钙。

三诊：2014年3月8日。水疱明显收敛，部分已消失。口渴、心烦诸症消失。处理：上方去水牛角、石膏，继服14剂，泼尼松3片+1片，一周后减为3片，早8点顿服。服药期间注意补钙。

四诊：2014年4月3日。因去外地出差，未能及时就诊，但药物没有停，皮损基本消失，自觉胃冷、腹痛，泼尼松已减量至每日10mg。处理：上方去黄连、黄柏、栀子，加白术10g、党参10g、黄芪20g、玄参10g、麦冬10g，继服14剂。泼尼松1片。

五诊：2014年4月17日。病情稳定，泼尼松每两天1片，继续服一个月，如没有新发病损，可停药观察。处理：继服中药7剂，每两日1剂。定期随访，嘱咐患者定期复诊。

问题

（4）为何在四诊时去黄连、黄柏、栀子，加白术、党参、黄芪、玄参、麦冬？

（5）服药期间为何须补充钙剂？

病例2 蔡某，女，36岁，2014年1月4日初诊。

[主诉] 口腔及头皮、前胸水疱3个月。

[病史] 患者3个月前无原因口腔及前胸出现水疱，疱破糜烂疼痛，渗液较多，在长葛市人民医院诊断为"天疱疮"，用泼尼松等（具体用量及用法不详）治疗两个月，有一定疗效，为求进一步诊治来诊。

[现症] 患者精神差，发病以来纳呆，腹胀便溏，心烦，口渴，眠差，小便短赤，大便干。检查：硬腭大片充血糜烂，疱壁退缩，周缘扩展，揭皮实验（+），前胸有2处糜烂面，渗出明显。手机照片显示一周前硬腭边缘有两个水疱，胸前3处水疱。舌边尖红，苔黄腻，脉滑数。

问题

（1）对于水疱糜烂面，可外用哪些中药制剂缓解症状？

（2）本案病因病机是什么？

（3）该病以何为治法？可选取何种方剂配伍？

[治疗过程]

初诊：2014年1月4日。生地黄10g，木通10g，竹叶10g，猪苓10g，泽泻10g，白术10g，茯苓10g，生薏苡仁20g，茵陈10g，炙甘草10g，白花蛇舌草10g。7剂，日1剂，水煎分2服。

泼尼松片（每片5mg）4片+2片（早8点4片，下午2点2片），口服。服药期间注意补钙。1%碳酸氢钠液200mL，用法：5mL，每日3次，含漱。

二诊：2014年1月11日。服药后口腔内糜烂面收敛，前胸皮损渗出减少，心烦、口渴减轻，二便通畅。处理：上方继服14剂。泼尼松3片+2片，口服，一周后减为 3 片 +1 片。服药期间注意补钙。

三诊：2014 年 1 月 25 日。皮损均消失。处理：上方去生地黄，加太子参 30g、黄芪 30g，14 剂。泼尼松 2 片 +1 片，一周后减为 2 片，早 8 点顿服。服药期间注意补钙。

四诊：2014 年 2 月 8 日。无新发水疱，病情稳定。处理：泼尼松 1 片，维持 4 周后改为两日 1 片，停药观察。嘱定期复诊。

问题

（4）如何理解初诊中处方配伍？

（5）三诊为何加入太子参、黄芪？

【问题解析】

病例 1

（1）尼氏征阳性确定的方法：①用手指加压在水疱上，阳性者可见水疱向周围扩展、移动。②推压两个水疱间外观正常的皮肤时，阳性者其角质层很容易被擦掉而露出糜烂面。③推压患者从未发生过皮疹的皮肤时，阳性者很多部位的角质层也可被剥离。④牵扯患者破损的水疱壁时，阳性者可将角质层剥离相当长的一段，甚至包括看来是正常的皮肤。

（2）患者感受风温邪毒，从口鼻、肌表而入，邪毒循经上攻口腔，与热相搏。热甚化火，火热邪毒外越和集聚肌肤黏膜，发为疱疮，主要病机为热毒炽盛。

（3）该病应治以清热解毒、清营凉血、泻火渗湿。方可用清营汤、玉女煎、甘露消毒饮等。

（4）本患者属于热毒炽盛型天疱疮，曾用激素。寒凉药组合应用时应注意，出现胃寒、肢凉症状时，寒凉之品应该停用。寒凉之品一般先伤脾胃，表现为胃脘痛或腹泻等症状。寒凉之品伤脾胃后，除停药外，可用益气健脾之品调治。

（5）激素具有起效快、作用强、效果好等特点，但同时也有一些不良反应，如诱发类固醇性糖尿病、高血压、肥胖、骨钙流失并发骨质疏松等。骨钙流失隐匿，不易被患者发现。糖皮质激素可单方面增加破骨细胞功能，使破骨细胞吸收的骨量大于成骨细胞合成的新骨量，造成入不敷出，最终骨钙流失增多，骨量减少，逐渐发展成为骨质疏松，容易发生骨折。因此，长期服药激素类药物时应该注意补充钙剂。

病例 2

（1）对于疱破糜烂处，可用青黛散、锡类散、冰硼散、珍珠散等外敷患处。

（2）患者脾失健运，生湿生热，湿热郁结，耗伤津液；心火亢盛，循经上炎口舌，湿热火热外壅肌肤、口腔，证属心火脾湿。

（3）治以清心泻火、健脾除湿，可用导赤散合五苓散加减。

（4）方中生地黄甘凉而润，凉血滋阴；木通苦寒，上清心经之热，下导小肠之火，利水通淋；竹叶甘淡寒，清心除烦，通利小便，导热下行；猪苓、薏苡仁、茯苓、泽泻利水渗湿、健脾；白术健脾益气；茵陈利湿解毒；白花蛇舌草清热解毒；甘草调和诸药。全方共奏清心泻火、健脾除湿之功。

（5）三诊中患者皮损已消除，邪火已清，更需平补脾胃。加入太子参、黄芪益气健脾之品调治，可使脾胃得运，邪去正复，诸症悉除。

【学习小结】

王守儒教授认为天疱疮的病位主要在脾。脾虚则水液代谢紊乱，内湿因生，郁于口腔、皮肤，发为疱疮，表现为结痂较厚不易脱落，疱壁紧张，潮红不著，倦怠乏力，腹胀便溏。遇邪热化火而致热毒炽盛，表现为发病急骤，水疱迅速扩展或增多，糜烂面鲜红，身热口渴，便干溲赤，或口腔糜烂，或疮面色红，心烦口渴，小便短赤。若邪火脾虚相兼为病，导致湿热蕴结，表现为糜烂面大或湿烂成片，口不欲饮或恶心呕吐，大便溏，小便赤。在本病末期，已无新水疱出现，倦怠乏力，气短懒言，或五心烦热，舌质淡红，苔少或苔剥，脉沉细，此时多为气阴两伤，主要与脾胃关系密切。因此本病为本虚标实证，以本虚为主。本虚指脾胃气虚，标实指湿盛热盛。治宜健脾化湿，使脾胃充实，湿邪无以生。王教授善用太子参、白术、茯苓类健脾益气药物，与清热解毒凉血药物合用，标本兼治，因而取得比较满意的效果。

【课后拓展】

1. 熟读陈实功《外科正宗·杂疮毒门·天泡第八十》。

2. 结合天疱疮的病因病机，谈谈你对"脾胃虚弱，湿热蕴积，久耗伤阴血，生风生燥，肌肤失养"的理解。

3. 学习西医学对本病的认识、研究和进展。

4. 通过对本病的学习，写出学习心悟。

5. 参考阅读

（1）王守儒，霍勤.五官病学［M］.北京：人民军医出版社，2006.

（2）王永钦.中医耳鼻咽喉口腔科学［M］.北京：人民卫生出版社，2001.

（3）徐治鸿.中西医结合口腔黏膜病学［M］.北京：人民卫生出版社，2001.

（4）谭劲.中西医结合口腔科学［M］.北京：中国中医药出版社，2018.

（5）陈昌鹏，许良杰.中西医结合治疗寻常型天疱疮32例临床观察［J］.新中医，2007，39（1）：75-76.

二、类天疱疮

类天疱疮是一种比较少见、病程较长、症状较轻、有自限性、预后较好的自身免疫性慢性黏膜皮肤病，根据临床表现不同可分为大疱性类天疱疮、瘢痕性类天疱疮。临床表现为皮肤上的张力性水疱，不累及周围皮肤，疱破后形成大面积创面，称为大疱性类天疱疮；水疱愈合后留有瘢痕，称为瘢痕性类天疱疮。又因本病多发于口腔黏膜、眼结膜等体窍结膜，故又称为黏膜类天疱疮。临床以水疱为主要表现，部分患者有口腔症状，因其症状为水疱，故中医学称之为"水丹"。

【辨治思路】

王守儒教授认为本病多因脾虚不运，湿浊内停，郁而化热，湿与热结，上蒸于口，病久络脉不通，肝肾阴虚，实火、虚火外越于皮肤而致病。

若脾不运化，胃不腐谷，则水湿内停，积湿化热，脾胃蕴热，此时复感外邪，两邪相合，则湿热更盛，熏蒸皮肤及口腔黏膜，发为水疱，而致本病；饮食不节，损伤脾胃，水湿内停，积而化热，进而湿热熏蒸伤肝，循经上炎，损伤口眼，发为本病；患者病久不愈，耗伤肝肾，阴虚火旺，上灼口眼，水疱发于口腔，亦可发为本病。

王守儒教授认为本病的基本病位在脾，中医治疗上以健脾利湿、清肝泻火、滋阴清热为大法。脾胃蕴热者，治以清热利湿，方用清脾除湿饮加减；肝经湿热者，治以清肝利湿，方用龙胆泻肝汤加减；肝肾阴虚者，治以滋阴清热，方用杞菊地黄丸、甘露饮加减。西医治疗多采用免疫疗法，根据症状选用糖皮质激素、免疫抑制剂、免疫调节剂和静脉注射免疫球蛋白等，同时配合局部治疗。

【典型医案】

病例 1 秦某，男，59 岁，2013 年 11 月 2 日初诊。

[主诉] 口腔溃烂疼痛 2 年余，加重 3 天。

[病史] 患者 2 年前无明显原因口内出现较大水疱，溃后疼痛，曾在河南省口腔医院诊断为"类天疱疮"，给予激素等药物（具体药物名称及剂量不详）治疗，效果不佳。溃烂时疼痛，影响进食，口臭。3 天前上腭及左侧颊部又各出现一个大的水疱，12 小时后溃破，疼痛不适，今来就诊。

[现症] 患者精神萎靡不振，痞满纳呆，眠差。检查：口腔左侧颊部及上腭黏膜溃烂，尼氏征阴性，舌暗红、上有瘀斑，苔厚腻，脉滑数。

问题

（1）患者现症中尼氏征阴性有何临床意义？

（2）本案的病因病机是什么？

（3）该病以何为治法？可选取何种方剂配伍？

[治疗过程]

初诊：2013 年 11 月 2 日。太子参 30g，焦白术 10g，茯苓 30g，当归 15g，赤芍 10g，牡丹皮 10g，制乳香 10g，制没药 10g，苦参 10g，白鲜皮 10g，蛇床子 10g，焦三仙各 10g，甘草 6g。14 剂，水煎服，每日 1 剂，早晚分服。

替硝唑片 1 片 / 次，1 次 / 日，口服。克拉霉素片 2 片 / 次，1 次 / 日，口服。口泰含漱液每次 10mL，3 次 / 日，含漱。转移因子胶囊 2 粒 / 次，3 次 / 日，口服。重组牛碱性细胞生长因子患处外涂，3 次 / 日。

二诊：2013 年 11 月 16 日。患者服药后溃烂基本消失，舌淡苔薄白。处理：停用抗生素，开始服泼尼松片（每片 5mg），2 片 / 次，3 次 / 日。中药按上方 14 剂，日 1 剂，早晚分服。

三诊：2013 年 11 月 30 日。患者服药后曾出小疱 2 次。处理：西药同上，中药按上方 14 剂，日 1 剂，早晚分服。

四诊：2013 年 12 月 14 日。患者服药后未出现小疱。处理：泼尼松减量至 1 片 / 次，3 次 / 日。中药仍按上方，2 天 1 剂，14 剂继服。嘱自第 3 周起，泼尼松每 2 周递减一半，至维持量，渐停。

问题

（4）如何理解处方配伍？

（5）二诊至四诊过程中泼尼松为何逐次减量？

病例 2 张某，女，32 岁，2013 年 8 月 14 日初诊。

[主诉]口腔溃烂、疼痛 1 年余，加重 2 天，伴腹痛腹泻 1 天。

[病史] 患者 1 年前无明显原因口内出现水疱，溃后疼痛，曾在当地医院诊断为"复发性口腔溃疡"，给予抗生素和激素治疗，疗效欠佳。发病以来每遇情志不舒加重，溃烂时疼痛。2 天前因吃火锅，上腭及两颊出现 4 个较大水疱，1 天后溃破糜烂，疼痛难忍，腹痛、大便黏腻 1 天，今来就诊。平素口苦，上大学时爱食甘甜滋腻之品，后逐渐出现纳呆乏力，大便溏泄，时有胁肋灼痛胀痛，目稍黄，小便黄，身黄。

[现症] 患者精神差，纳呆乏力，大便溏泄，时有胁肋灼痛胀痛，目稍黄，小便黄，身黄。检查：口腔两颊及上腭黏膜溃烂充血，尼氏征（–），舌黄苔厚腻，脉沉弦。

问题

（1）根据患者临床体征，病位在肝脾，如何理解两脏在本病中的传变关系？

（2）本案的病因病机是什么？

（3）该病以何为治法？

[治疗过程]

初诊：2013 年 8 月 14 日。太子参 30g，焦白术 10g，茯苓 30g，当归 15g，赤芍 10g，牡丹皮 10g，制乳香 10g，制没药 10g，柴胡 10g，白芍 12g，龙胆草 6g，黄芩 10g，焦三仙各 10g，炒山药 30g，炒薏苡仁 30g，甘草 6g。14 剂，水煎服，每日 1 剂，早晚分服。

红霉素肠溶胶囊 1 粒/次，2 次/日，口服。西帕依固龈液 10mL，3 次/日，含漱。重组牛碱性细胞生长因子，3 次/日，患处外涂。

二诊：2013 年 8 月 28 日。患者服上方 14 剂后溃烂面明显减小，偶出小疱，舌淡红，苔薄白。处理：上方 7 剂继服。

三诊：2013 年 9 月 4 日。患者服上方 14 剂后溃烂面基本消失，偶出小疱，舌淡红，苔薄白。处理：上述西药停用，开始服泼尼松，2 片/次，3 次/日。中药按上方 14 剂。

四诊：2013 年 9 月 18 日。患者服药 14 天后小疱未再复发。处理：泼尼松减量至 1 片 / 次，3 次 / 日。上方加黄芪 45g，余药不变，14 剂，2 天 1 剂。嘱自第 3 周起，泼尼松每 2 周递减一半，至维持量，渐停。

> 问题
> （4）如何理解初诊的处方配伍？
> （5）四诊中处方为何加入大量黄芪？

【问题解析】

病例 1

（1）尼氏征又称棘层细胞松解现象检查法。临床上尼氏征阳性的皮肤病有大疱性表皮松解萎缩型药疹、金葡菌性烫伤样皮肤综合征、天疱疮、大疱性表皮松解症、家族性慢性良性天疱疮等。尼氏征阴性的皮肤病有类天疱疮、疱疹样皮炎、大疱性多形红斑等。患者现症中尼氏征阴性有助于本病诊断。

（2）患者患病多年，损伤脾胃，脾虚不运，水湿内停，郁而化热，湿热上蒸于口而致口内黏膜起水疱，化腐破溃而致溃烂疼痛，且病久不愈，入血作瘀。本病病机为脾虚血瘀，湿热上蒸。

（3）该病应治以益气活血、清热化湿，可用萆薢渗湿汤合四物汤加减。

（4）方中太子参、焦白术、茯苓益气健脾，当归、赤芍、牡丹皮活血化瘀，制乳香、制没药化瘀敛疮，白鲜皮、苦参、蛇床子清热利湿，鸡内金、焦三仙和胃消导，以助脾之运化，甘草调和诸药。上药合用共奏益气健脾、清热化湿、活血化瘀之功。

（5）激素减量应以现用量为基数，每两周减二分之一，之后再维持两周，规范使用从而避免骤停反跳。

病例 2

（1）患者长期以来喜食滋腻之品，损伤脾胃，脾湿不运，郁积化热，熏蒸伤肝，肝失疏泄，湿热上蒸于口而致口内黏膜起水疱，属土壅木郁。

（2）患者饮食不节，损及脾胃，水湿内停，郁积化热，进而湿热熏蒸伤肝，循经上炎，损伤口眼，发为本病。病机为脾虚肝郁，湿热上蒸。

（3）该病治以疏肝健脾、清热化湿。

（4）方中太子参、焦白术、茯苓益气健脾，当归、赤芍、牡丹皮活血化瘀，制乳香、制没药化瘀敛疮、活血止痛，龙胆草、黄芩清泻肝火，柴胡、白芍疏肝理气，焦三仙和胃消导，以助脾之运化，山药、薏苡仁健脾利湿，甘草调和诸药。上药合用共奏健脾疏肝、泻火利湿之功。

（5）患者病程较长，该病实为本虚标实。正气存内，邪不可干，方中加入大量黄芪补气升阳，亦可以提高机体免疫力，从而防止疾病复发。

【学习小结】

王守儒教授总结多年的临床经验，认为该病脾虚不运为其本，邪火上蒸为其标。益气则脾健，脾健则运化，水湿运行而不瘀滞化热，以绝湿热产生之源。清热化湿可清除已成之湿热。更用活血化瘀之品，既可祛瘀，又可助水湿运化，更可促进局部血液循环，加速水疱溃烂愈合。在临床工作中亦应根据病情需要加减用药。在中医辨证治疗的基础上适当配合西药治疗，如糜烂严重，合并感染，选用奥硝唑、克拉霉素等抗厌氧菌的药物，并用贝复济局部外用，或口服抑制免疫的泼尼松片等。应用泼尼松治疗本病疗效虽然显著，但因用药量较大及治疗时间较长，易产生一系列糖皮质激素的毒副作用，临床应采用中西医结合治疗，用中药抑制激素的毒副作用及杜绝并发症的发生，同时又可减少激素用量。并做到"早用、足量、规范"服药，病情控制后应减量维持，减量要缓慢，否则易反跳。

【课后拓展】

1.查阅《疮疡经验全书》关于疱疮的记载，结合类天疱疮的临床表现，列出可能描述类天疱疮的条文。查阅"天疱疮者，初起白色燎浆水疱，小如芡实，大如棋子，延及遍身，疼痛难忍"的文献出处，如何理解？

2.思考"脾气通于口""脾开窍于口"的理论和本病口腔内黏膜起水疱、

溃烂疼痛、反复发作、日久不愈等症状的内在联系。

3. 学习西医学对本病的认识、研究和进展。

4. 通过对本病的学习，写出学习心悟。

5. 参考阅读

（1）王守儒，霍勤. 五官病学［M］. 北京：人民军医出版社，2006.

（2）王永钦. 中医耳鼻咽喉口腔科学［M］. 北京：人民卫生出版社，2001.

（3）徐治鸿. 中西医结合口腔黏膜病学［M］. 北京：人民卫生出版社，2001.

（4）陈谦明，曾昕. 案析口腔黏膜病学［M］. 北京：人民卫生出版社，2014.

（5）郑首慧. 王静. 王守儒教授治疗口腔类天疱疮经验举隅［J］. 光明中医，2011，26（2）：219.

第五节　唇部疾病

一、慢性唇炎

慢性唇炎又称为慢性非特异性唇炎，以唇部黏膜红肿、糜烂、皲裂、脱屑为主要特征，症状时轻时重，日久不愈。本病病因尚不明确，可能与物理性、化学性刺激及精神因素、舔唇等不良习惯有关，按临床表现特点可分为慢性脱屑性唇炎和慢性糜烂性唇炎，相当于中医学的"唇风"。

【辨治思路】

王守儒教授根据临床特征及发病特点，将本病大致分为两种情况。一种情况为好发于夏季、冬季，或接触某种刺激物后发作，或因感受风热之邪，又经太阳暴晒而出现，或因感受风燥之邪，又未做好护理而发作，多系外邪侵袭为主，故治疗应以外用药和做好唇部护理为主，以口服药物为辅，疗效往往比较显著，病程比较短。另一种情况为唇炎症状，一年四季均有，病情及症状因季节变化不明显，多因素嗜肥甘厚味，脾胃湿热内生，复感风邪，引动湿热上蒸，搏结于唇部所致，以红肿、痛痒、日久破裂流水，或脱屑、干裂为主要表现，病程较长，症状反复发作，治疗应以口服药物为主，以外用药物为辅，以健脾利湿、清热止痒为治疗原则，并要做好唇部的日常护理及改掉不良习惯。

【典型医案】

病例1 杜某，女，30岁，2012年7月24日初诊。

［主诉］口唇干裂、发痒5年余。

［病史］患者自诉5年前因使用某唇膏出现口唇脱皮，后使用激素治疗，停用激素后唇部又出现脱皮、发痒、干裂症状，后到河南省人民医院、郑州大学第一附属医院皮肤科就诊，诊断为"唇炎"，给予他克莫司等药物，效果不佳，遂来我科就诊。否认既往全身系统性疾病病史及过敏史。

［现症］患者精神可，口唇干裂、发紧、脱屑，时有裂口，患者自诉哺乳期乳汁外溢，乳汁少。检查：唇色淡红，干燥、粗糙，舌质稍红，苔稍腻，脉沉细无力。

> 问题
>
> （1）患者因外用唇膏而出现唇炎症状，为何经治疗后病程变长、症状迁延不愈？
>
> （2）患者为何会有乳汁少、乳汁外溢的症状？

［治疗过程］

初诊：2012年7月24日。太子参30g，炒白术10g，茯苓20g，当归15g，赤芍10g，牡丹皮10g，金银花30g，桔梗12g，白鲜皮10g，焦三仙各10g，鸡内金10g，黄芪30g，穿山甲6g，炒王不留行10g，甘草6g，7剂，每日 1 剂，水煎服，分两次服用。

二诊：2012 年 7 月 31 日。患者服上药后口唇变软，脱皮减少，乳汁稍多，仍外溢，舌淡红，苔润，脉弱。处理：上方加芡实 30g、五味子 10g、生地黄 10g，7 剂。

问题

（3）处方中选用的主方是什么？如何理解处方配伍？

（4）二诊中为何加芡实、五味子、生地黄？

病例 2　陈某，男，41 岁，2013 年 11 月 13 日初诊。

[主诉] 双唇糜烂疼痛 1 周。

[病史] 患者 1 周前无原因出现唇部干燥不适，频繁舔唇后唇部糜烂、疼痛，自服黄连上清片，无明显好转，遂来诊。否认既往全身系统性疾病病史及过敏史。

[现症] 患者精神可，发病以来纳差，眠可，二便调。检查：唇皲裂、有渗出，舌质红，有齿痕，舌苔微黄，脉濡数。

问题

（1）患者为何会不明原因出现唇部糜烂、疼痛的症状？

[治疗过程]

初诊：2013 年 11 月 13 日。太子参 15g，生地黄 20g，知母 12g，石斛 15g，天冬、麦冬各 15g，茯苓 20g，山药 25g，当归 15g，黄芪 30g，石膏 20g，生薏苡仁 30g，白芍 15g，防风 12g，薄荷 10g，焦三仙各 10g。14 剂，水煎服，日 1 剂，分两次温服。合用金施尔康。

二诊：2013 年 11 月 27 日。患者服药后唇部基本正常，舌质淡红，苔微黄。处理：原方去石膏、知母，14 剂，日 1 剂，分两次温服。嘱患者不能用舌舔唇，饮食要清淡，忌食辛辣肥甘之味，多吃水果。

> 问题
>
> （2）如何理解处方配伍？
>
> （3）二诊中为何去石膏、知母？

【问题解析】

病例 1

（1）患者因外用某唇膏而出现唇炎症状，经治疗后反而迁延不愈，说明患者素体脾虚。脾开窍于口，其华在唇，由于外因的刺激而诱发唇部不适，之后 5 年反复使用激素及免疫抑制剂，正气已伤，脾气已虚，故缠绵难愈。

（2）产后本就气虚，而患者本属脾虚体质，后天之本不足，故乳汁生成量少，而气虚其固摄作用减弱，而见乳汁外溢，又证明了患者脾虚的体质。

（3）处方的主方为四君子汤，以健脾益气为基础。方中重用黄芪、太子参各 30g，甘温益气健脾，配以苦温之白术、甘淡之茯苓健脾，既可加强益气助运之力，又可使健脾祛湿之功益著；当归、赤芍、牡丹皮三者活血而不动血，取"治风先治血，血行风自灭"之义；金银花、桔梗、白鲜皮三者清热，白鲜皮又有利湿的功用，桔梗载药上行，使药效更好地作用于唇部；少佐穿山甲（现为代用品）、王不留行活血通络，有利于乳汁的排出；焦三仙、鸡内金开胃消食化滞。全方共奏健脾益气、清热利湿、祛风通络之效。

（4）患者服药后症状缓解，但奶量稍多，乳汁仍外溢，故加用芡实、五味子以加强健脾固摄之力，使乳汁循经而出；加用生地黄清热养阴生津，促进乳汁的生成。

病例 2

（1）患者就诊时期当地天气一直有风，且天气干燥，多日未有降雨，风燥之邪久袭，且患者为男性，未能做好唇部护理（如涂唇膏、戴口罩），故而会有以上症状。

（2）方中太子参、黄芪、茯苓、山药、生薏苡仁健脾益气利湿；当归、白芍、天冬、麦冬养血滋阴润燥；生地黄、知母、石斛、石膏清胃热养胃阴；防风、薄荷祛风除湿。脾健胃热除，阴液上润则诸症自除，从调整脏腑功能出发而达到治病求本的目的。

（3）石膏、知母为大苦大寒之品，苦寒之品久用败胃，且患者唇部基本正常，舌苔微黄，仅剩一点余热，不需用石膏、知母清热泻火之品。

【学习小结】

王守儒教授认为唇风的发病机制当责之于脾胃二经，阳明胃热，脾经湿热，外受风燥侵袭，或某些刺激物（唇膏、药品等）所致，初起唇部红肿胀痒干燥，继则有辣及烧灼感，若病程较长，可有皲裂、脱屑，多发生在下唇部，以秋冬二季气候干燥时多见。

疾病初期，治疗以对症处理为主，起效快；疾病后期，需配合口服中药内外兼治，以健脾益气的四君子汤为基础方，佐以活血养阴生津之品，脾气得健，津液上乘，风邪去除，则口唇、面部皮肤自然光润。脾健胃热除，阴液上润则诸症自除，从调整脏腑功能出发而达到治病求本的目的。这也体现了中医学的基本特点，即局部与整体的关系，局部的病变是脏腑功能失调的表现。

在治疗程中，始终要对患者进行口腔健康宣教，改正不良习惯，勿舔唇、咬唇或揭唇部皮屑等，应清淡饮食，并保持心情愉悦。

【课后拓展】

1. 查阅"治风先治血，血行风自灭"的来源，如何理解？

2. 学习西医学对本病的认识、研究和进展。

3. 通过对本病的学习，写出学习心悟。

4. 参考阅读

（1）王守儒，霍勤. 五官病学［M］. 北京：人民军医出版社，2006.

（2）王永钦. 中医耳鼻咽喉口腔科学［M］. 北京：人民卫生出版社，2001.

（3）徐治鸿.中西医结合口腔黏膜病学［M］.北京：人民卫生出版社，2001.

（4）陈谦明，曾昕.案析口腔黏膜病学［M］.北京：人民卫生出版社，2014.

二、肉芽肿性唇炎

肉芽肿性唇炎又称"米舍尔肉芽肿性唇炎""肥大性唇炎""巨唇"等，是一种以唇部反复发生的均质弥漫性肥厚肿胀为临床特点的疾患。本病病情呈慢性进展，缓慢持久，易复发。主要表现为自唇一侧至另一侧呈弥漫性肿胀，肥厚结实而有弹性，状似"褥垫"。其症状为单发于上唇或下唇的弥漫性肿胀，扪诊质地柔软富有弹性，指压无可凹陷性水肿。肿胀反复发生后，则消退不完全，严重者可形成"巨唇"，本病发病时严重影响患者的生活质量及美观。本病可归属于中医学"唇肿""唇风""茧唇"等范畴。

【辨治思路】

王守儒教授经过长期的临床观察发现，唇部肿胀为肉芽肿性唇炎的主要症状，触之有弹性、有垫褥感。王教授认为本病病机为脾气虚弱，推动血液运行无力，气血运行不畅，瘀血内生，上阻于唇而致。王教授从血瘀、脾虚论治，提出活血化瘀、益气健脾的治疗原则，自拟桃红消肿汤治疗本病。常用药物有黄芪、太子参、焦白术、茯苓、当归、川芎、赤芍、牡丹皮、炒桃仁、红花、陈皮、焦三仙、生甘草。方中黄芪药性甘微温，益气健脾，扶助正气，脾气足则血得运行，脾气运行有序，湿不能生，为君药。当归养血、川芎活血，二者为血中气药，合用共奏养血活血、祛瘀消肿之功；赤芍、牡丹皮清热凉血祛风；炒桃仁、红花活血化瘀，二者相须为用，治瘀血阻滞诸症，六者共为臣药。太子参性甘平，焦白术、茯苓甘温，三者助君药益气健脾祛湿；陈皮理气健脾，焦三仙消导和胃，陈皮、焦三仙合用理气消导，补而不滞，七味共为佐药。生甘草调和诸药，补脾益气，助参芪健脾补气，为使药。全方共奏活血化瘀、益气健脾的功效。血瘀明显者可加鸡血藤、丹参、郁金、三棱、莪术；脾虚湿甚者加佩兰、炒山药、炒薏苡仁；湿热较重者加金银花、茵陈等。

王教授虽是中医出身，但不拘泥于中医，从不排斥西医。对于肉芽肿性唇炎王教授主张中西医结合治疗，症状严重时采用局部使用西药控制症状，中药巩固疗效。肉芽肿性唇炎反复发作后，易致唇部肿胀难消，影响美观，易对患者造成心理负担。故王教授在治疗肉芽肿性唇炎的同时，注重对患者进行心理疏导，收效良佳。

【典型医案】

病例1　方某，女，56岁，2015年9月12日初诊。

[主诉]口唇肿大2年余。

[病史]患者2年前无明显诱因出现口唇肿胀，有麻木感，曾于外院做病理检查，确诊为肉芽肿性唇炎，曾多处治疗，效果不佳，长期唇肿不消，影响美观，西医建议手术治疗，患者惧怕，遂来就诊。

[现症]患者精神可，检查：下唇部肿胀肥大，唇部黏膜暗红干燥，触之稍硬，患者述唇部时有麻木感，食辛辣刺激物时症状加重，舌质暗，苔薄白，脉沉细。

问题

（1）唇部肿胀多与哪些因素有关？主要与哪些脏腑相关？

（2）本案的主要病机是什么？

（3）患者唇部有麻木感，王教授为什么重用黄芪？

（4）根据患者临床表现可辨为哪一证型？

[治疗过程]

初诊：2015年9月12日。方药为自拟桃红消肿汤加减，黄芪30g，太子参20g，焦白术10g，茯苓20g，当归15g，川芎12g，赤芍10g，牡丹皮10g，炒桃仁10g，红花12g，陈皮10g，焦三仙各10g，生甘草6g。7剂，水煎服，日 1 剂，早晚分服。

血塞通软胶囊 2 粒 / 次，2 次 / 日，口服。醋酸曲安奈德注射液加盐酸利多卡因注射液局部注射。

二诊：2015 年 9 月 19 日。患者服药 7 天后，唇部麻木感缓解，唇部肿胀感稍减轻，触之稍软有弹性。处理：上方去黄芪、茯苓、陈皮，加三棱 10g、莪术 10g，7 剂，水煎服，日 1 剂，早晚分服。血塞通软胶囊续用。

三诊：2015 年 9 月 26 日。患者服药 7 天后，唇部肿胀感明显缓解，麻木感消失，舌质红，苔可，脉沉。为巩固治疗，中药照上方续服 7 剂，水煎服，日 1 剂，早晚分服。

问题

（5）如何理解王教授治疗本案的配方用药？

（6）如何理解二诊中的加减用药？

病例 2 贾某，男，26 岁，2016 年 5 月 21 日初诊。

［主诉］唇部反复肿胀半年，加重 1 周。

［病史］患者半年来唇部肿胀反复发作，唇肿难消，曾于外院以外用药物（具体用药不详）治疗，效果不佳，近 1 周来唇肿症状加重，遂来诊。

［现症］唇部肿胀，以下唇明显，肿胀及面颊部，偶有胃脘胀满，纳不佳，大便稀，唇色淡红，舌体稍胖大，有齿痕，苔白稍腻，脉沉濡。

问题

（1）肉芽肿性唇炎的中医辨证分型是什么？

（2）结合其临床表现及舌脉，本案可辨为何证？

（3）王教授治疗本病的辨治思路是什么？

［治疗过程］

初诊：2016 年 5 月 21 日。方药以参苓白术散加减，太子参 30g，焦白术 10g，茯苓 20g，山药 20g，薏苡仁 20g，陈皮 10g，木香 10g，赤芍 10g，牡丹皮 10g，车前子 10g，丝瓜络 10g，甘草 3g。7 剂，水煎服，日 1 剂，早晚分服。

重组牛碱性成纤维细胞生长因子凝胶（贝复新）21000IU×5g，用法：每日 3 次，创面外用。

二诊：2016 年 5 月 28 日。患者服药后，大便不成形，余无不适。检查：唇肿症状较前减轻，唇部稍干，舌质淡红，苔白，脉沉缓。处理：上方去车前子、丝瓜络，加黄芪 30g。60 剂，水煎服，日 1 剂，早晚分服。西药续用。

三诊：2016 年 7 月 28 日。患者服药两个月后，下唇肿胀症状明显缓解，触之柔软，近日眠差，二便可，纳可，齿痕减轻，苔可，脉沉。处理：上方去茯苓、山药、薏苡仁，加远志 10g、石菖蒲 10g、炒柏子仁 30g、炒枣仁 30g，7 剂，水煎服，日 1 剂，早晚分服。血塞通软胶囊续用。

问题

（4）本案选用处方的方义是什么？

（5）二诊中配方加减的意义是什么？

（6）三诊中加减用药的意义是什么？

病例 3 花某，男，21 岁，2018 年 8 月 3 日初诊。

[主诉] 唇部肿胀肥厚反复发作 10 年余，加重 3 年。

[病史] 患者自述 10 年前骑自行车不慎跌倒后下颌部受外伤，手术治疗后出现下唇部反复肿胀肥厚，肿胀从中间向两侧逐渐蔓延，刚开始肿胀可完全消退，未引起重视。近 3 年来，肿胀加重，唇肿反复发作后，形成持续性、无法完全消退的肿胀，唇部偶有皲裂，唇红肿胀处无疼痛不适，无痒感。曾就诊于上海某医院，行病理切片，诊断为"肉芽肿性唇炎"，给予泼尼松、康复新液等药物治疗，效不佳，遂来诊。否认既往全身系统性疾病病史及过敏史。

[现症] 患者一般情况可，检查：下唇部肿胀肥厚，两侧口角处皲裂，下唇左侧近口角处有一 1.0cm 左右纵行裂沟，肿胀部无痛，无痒感，下唇及唇

周皮肤暗红，舌质淡，苔稍腻，脉沉。

问题

（1）肉芽肿性唇炎的临床表现是什么？

（2）本案的治疗思路是什么？

（3）本案可辨证为哪一型？

[治疗过程]

初诊：2018 年 8 月 3 日。方药以自拟桃红消肿汤加减，黄芪 30g，太子参 30g，焦白术 10g，茯苓 20g，当归 15g，赤芍 10g，牡丹皮 10g，川芎 10g，陈皮 10g，苦参 12g，蛇床子 15g，白鲜皮 10g，焦三仙各 10g，炒桃仁 10g，红花 15g，丹参 30g，郁金 10g，三棱 10g，莪术 10g，连翘 15g，蒲公英 20g，紫花地丁 15g，皂角刺 12g，炮山甲 10g，甘草 6g。7 剂，水煎服，日 1 剂，早晚分服。

血塞通软胶囊 2 粒 / 次，2 次 / 日，口服。重组牛碱性成纤维细胞生长因子凝胶（贝复新）3 次 / 日，创面外用。醋酸曲安奈德注射液加盐酸利多卡因注射液局部注射。

二诊：2018 年 8 月 10 日。患者服药后，大便不成形，唇部肿胀症状较前减轻，唇部稍干，下唇裂口减小，未完全愈合，自觉肿胀感较前明显减轻，检查：下唇际唇周皮肤暗红，舌质淡红，苔腻，脉沉。上方去苦参、蛇床子、白鲜皮，加炒山药 30g、炒薏苡仁 30g。30 剂，水煎服，日 1 剂，早晚分服。西药续用。

三诊：2018 年 9 月 10 日。患者服药后，纳可，二便调，检查：下唇肿胀症状明显缓解，触之柔软，下唇裂口愈合，苔可，脉沉。处理：上方去蒲公英、紫花地丁、皂角刺、山药、薏苡仁，30 剂，水煎服，日 1 剂，早晚分服。血塞通软胶囊续用。

问题

（4）本案中王教授的组方方义是什么？

【问题解析】

病例 1

（1）中医学认为唇部肿胀多与湿阻、血瘀、风邪、痰结有关。脾开窍于口，其华在唇，故唇部的疾病多与脾胃相关。

（2）本案患者久病服药，伤及脾胃，而致脾气虚弱。故本病病机为脾气虚弱，推动血液运行无力，气血运行不畅，瘀血内生，上阻于唇而致本病。

（3）患者唇部有麻木感，王教授重用黄芪以补气，同时与太子参、白术同用，增强其益气健脾的功效。《证治汇补·口唇章》载"气虚则麻纵"，明·张介宾《景岳全书·论治》载"气虚则麻，血虚则木"。

（4）患者病久伤及脾胃，且唇部黏膜暗红，舌质暗，脉沉细，可辨证为脾虚血瘀证。

（5）王教授从血瘀、脾虚论治，提出活血化瘀、益气健脾的治疗原则。中药处方共奏活血化瘀、益气健脾的功效。同时配服血塞通软胶囊以活血化瘀，局部注射醋酸曲安奈德注射液加盐酸利多卡因注射液以增加抗炎消肿的作用。

（6）患者麻木感及肿胀较前减轻，故去黄芪、茯苓、陈皮，减少益气健脾渗湿的药物，加三棱、莪术以增强软坚散结的功效，缓解唇部硬结的情况。

病例 2

（1）本病的基本病因病机为脾经受风热侵袭，营血内滞；或脾虚日久，水湿运化不利，湿邪停困于口唇肌肤之间而肿胀不消；或痰瘀互结于唇部肌肤而致本病。根据肉芽肿性唇炎的症状不同，本病可分为风热袭脾证、脾虚湿蕴证、痰凝血瘀证三型。

（2）"口唇者，脾之官也""诸湿肿满，皆属于脾""湿胜则肿"。饮食不节或久服药物，损伤脾气，脾失健运，水湿内盛，上蕴于唇，而致唇肿。本案患者唇部肿胀及面颊部，齿痕明显，皆提示体内有湿，辨证为脾虚湿困型。

（3）根据其临床表现，本案辨证为脾虚湿困型。王教授认为脾主运化水湿，脾虚日久，气机不畅，湿邪停困于肌肤而致唇肿，且脾气亏虚，气运乏力，使血行受阻，而使唇肿缠绵难愈。故王教授提出益气健脾、利湿消肿的治疗方法。

（4）本案患者唇肿、面颊肿，大便稀，舌体稍胖大，有齿痕，苔白稍腻，脉沉濡。治疗以参苓白术散益气健脾渗湿。方中太子参、白术、茯苓益气健脾燥湿；配伍山药、薏苡仁同用，既能健脾益气，又能止泻；陈皮、木香理气健脾燥湿；车前子利湿止泻；赤芍、牡丹皮凉血活血化瘀，丝瓜络活血通络；甘草调和诸药。诸药合用，共奏益气健脾、利水消肿的功效。

（5）二诊中患者唇肿症状较前减轻，舌质淡红，去除渗湿消肿的车前子及活血消肿的丝瓜络，加入黄芪，以益气健脾、扶助正气。

（6）三诊中患者唇部肿胀明显缓解，大便可，齿痕减轻，眠差，故去除利水渗湿消肿的茯苓及具有止泻作用的山药、薏苡仁，加入远志、石菖蒲、炒柏子仁、炒枣仁具有安神作用的药物。

病例3

（1）肉芽肿性唇炎起病及进程缓慢，一般先从唇的一侧开始，唇红，黏膜正常色。肿胀局部柔软，有垫褥感。肿胀以无痛、无瘙痒、压之无凹陷性水肿为特征。病初肿胀可以完全消退，但随多次复发后则不会完全消退，随病程发展蔓延至全唇并波及邻近皮肤。唇肿至平常的 2～3 倍，形成巨唇，并出现左右对称的纵行裂沟，呈瓦楞状。裂沟中可有渗出液，唇红区呈紫红色。肿胀区皮肤初发色淡红，反复发作后转为暗红色。

（2）本案患者唇肿反复发作难消，曾口服激素类药物泼尼松治疗，疗效不佳。王守儒教授采用口服利水消肿、活血化瘀类中药、西药，以及外用西药的中西医结合治疗。

（3）患者患病 10 余年，病久体虚，久服药物治疗伤及脾胃，唇肿反复发作难消，结合其临床表现，辨证为脾虚血瘀。

（4）方中黄芪药性甘微温，益气健脾，扶助正气，脾气足则血得运行，脾气运行有序，湿不能生，为君药。当归养血、川芎活血，二者为血中气药，合用共奏养血活血、祛瘀消肿之功；赤芍、牡丹皮清热凉血祛风；炒桃仁、红花活血化瘀，二者相须为用，治瘀血阻滞诸症，六者共为臣药。太子参性甘平，焦白术、茯苓甘温，三者助君药益气健脾祛湿；陈皮理气健脾，焦三仙消导和胃，陈皮、焦三仙合用理气消导，补而不滞，七味共为佐药。生甘草调和诸药，补脾益气，助参芪健脾补气，为使药。全方共奏活血化瘀、益气健脾的功效。本案患者唇肿日久，故加入苦参、蛇床子、白鲜皮等燥湿类药物，同时加入丹参、郁金、三棱、莪术、炮山甲等活血化瘀、软坚散结类药物以燥湿消肿散结。

【学习小结】

王守儒教授经过长期的临床观察发现，唇部肿胀为肉芽肿性唇炎的主要症状，触之有弹性、有垫褥感。王教授认为本病病机为脾气虚弱，推动血液运行无力，气血运行不畅，瘀血内生，上阻于唇而致本病。王教授从血瘀、脾虚论治，提出活血化瘀、益气健脾的治疗原则，自拟桃红消肿汤治疗本病。常用药物有黄芪、太子参、焦白术、茯苓、当归、川芎、赤芍、牡丹皮、炒桃仁、红花、陈皮、焦三仙、生甘草。全方共奏活血化瘀、益气健脾的功效。血瘀明显者可加鸡血藤、丹参、郁金、三棱、莪术；脾虚湿甚者加佩兰、炒山药、炒薏苡仁；湿热较重者加金银花、茵陈等。肉芽肿性唇炎的治疗，王教授主张中西医结合治疗，症状严重时采用局部使用西药控制症状，中药巩固疗效。肉芽肿性唇炎反复发作后，易致唇部肿胀难消，影响美观，易对患者造成心理负担。故王教授在治疗肉芽肿性唇炎的同时注重对患者进行心理疏导，收效良佳。

【课后拓展】

1. 如何理解《素问·至真要大论》中的"诸湿肿满，皆属于脾"？
2. 本病的病因病机是什么？

3.本病的中医辨证分型是什么？

4.学习西医学对本病的认识、研究和进展。

5.通过对本病的学习，写出学习心悟。

6.参考阅读

（1）徐治鸿.中西医结合口腔黏膜病学［M］.北京：人民卫生出版社，2001.

（2）陈谦明，曾昕.案析口腔黏膜病学［M］.北京：人民卫生出版社，2014.

（3）丁虹.王守儒教授辨治口腔黏膜病临证经验［J］.中医学报.2015，30（11）：1604-1606.

（4）许小婷.桃红消肿汤治疗肉芽肿性唇炎（脾虚血瘀）型的临床观察［D］.郑州：河南中医药大学，2017.

三、口角炎

口角炎又称口角糜烂，是发生在两侧上下唇联合处口角区的炎症总称。临床以对称性口角湿白糜烂、皮肤皲裂、过度张口或继发感染时出现疼痛为主要症状。根据发病原因，本病可分为营养不良性口角炎、感染性口角炎、接触性口角炎和创伤性口角炎等。因本病发生在口吻处，故中医学称其为"口吻疮"，又因口角糜烂色白如燕子之吻，又称为"燕口"。《诸病源候论》中对"口吻疮""燕口疮""肥疮"的描述，是关于本病最早的文献记载，曰："两吻生疮，其疮色白，如燕子之吻，故名为燕口疮也。"历代文献中的"口丫疮""剪口疮""夹口疮""口角疮"等均是本病的别名，属于西医学口角炎范畴。

【辨治思路】

对于本病病因历代医籍都有记载。《诸病源候论》曰："此由脾胃有热，热气熏发于口，两吻生疮。"宋代《圣济总录》进一步论述，本病是"脾胃有热，随气熏发，上攻于口唇，与津液相搏致病"，阐明了病因是"脾胃有热"

及"与津液相搏"。王教授认为，本病的发生主要责之于脾。如饮食或他病损伤脾气，脾虚失运，水湿内停，循经上犯，浸渍口角而发病；素日过食辛辣膏粱厚味，或外感风热，在表不解，化热入里，使脾胃客热生湿，湿热相搏，循经上犯，熏蒸口唇而致口角糜烂，形成本病；脾虚日久，精血不生，或脾胃湿热，久伤阴津，脾经阴虚生热，虚热上炎，口角失润，而致皲裂、脱屑。西医学认为，全身营养不良和 B 族维生素缺乏，或某种细菌、病毒、真菌等病原微生物感染，或接触某些毒性物质、变应原，或某些急性创伤（劳动、搏击、运动时不慎损伤口角），或慢性物理刺激（秋冬干燥季节常用舌舔唇和口角、啃咬手指或异物）等，皆是引起本病发生的常见病因。

根据本病的病因病机特点，王教授将本病归纳为三个证型。

1.脾虚湿盛证 症见口角湿白，经久不愈，唇色浅淡，倦怠乏力，胃脘痞闷，纳差食少，口中黏腻，吐涎较多，大便泄泻，舌淡或胖，苔白滑，脉濡缓。治法：益气健脾，芳香化湿。方药：参苓白术散加减。

2.脾胃郁热证 症见口角湿白，糜烂渗出，后干燥结痂，张口过大则出血、疼痛，唇色发红，并伴有脘腹痞闷，呕恶厌食，嗳气吞酸，大便干结，小便短赤，舌红，苔黄，脉数。治法：清泄脾胃。方药：清胃散加减。

3.脾经虚热证 症见口角纵裂、脱屑，口唇暗红，口干不欲饮，五心烦热，纳谷不香，食物不化，大便干燥，舌质红，苔光剥，脉细数。治法：滋阴降火，健脾生津。方药：沙参麦冬汤加减。

临证加减：脾虚湿盛甚者加藿香、佩兰、茯苓、泽泻、苍术、厚朴、山药、薏苡仁、车前子；脘痞腹胀者加枳实、厚朴、木香、砂仁、陈皮、半夏；纳呆少食者加鸡内金、神曲、山楂、麦芽；周身困倦乏力者加黄芪、黄精、女贞子、人参、白术、白扁豆；口干舌燥、舌红少津者加生地黄、麦冬、沙参、枸杞、石斛、玉竹；口角糜烂渗出、红肿疼痛甚者加制乳没、皂角刺、穿山甲（现为代用品）、金银花、连翘、黄芩；面色萎黄、唇色淡红、周身无力者加当归、生地黄、熟地黄、枸杞子、何首乌、阿胶。

西医对本病主要针对病因进行治疗，包括补充某种维生素和微量元素、抗菌消炎、祛除局部刺激因素、纠正不良习惯、去除变应原等。王教授治疗本病有以下几个特点。其一，注重整体与局部的关系，内外同治。王教授治疗本病，针对不同的患者采用中药辨证论治整体调节的同时，注重口角糜烂、皲裂结痂处的局部用药，内外同治，促使疾病向好的方向发展。其二，注重中西医结合治疗本病。一方面中药疗效广泛，副作用小，另一方面可有效减轻某些西药的副作用，安全放心，疗效显著。其三，注重扶正与祛邪同治。祛邪的同时加入补脾益气之品扶助正气，补益后天之本，使邪去正安，祛邪不伤正；适当加入活血化瘀之品使邪去不留瘀，加速疾病好转。另外，结合中医特色针灸取穴疗法、中药外涂熏洗疗法，平日注意保持口腔卫生，避免霉菌感染，纠正舔口角、咬异物等不良习惯，有过敏体质的尽量减少使用和接触含有变应原的物品，从而减轻病症，加速病愈。

【典型医案】

病例1 杨某，女，25岁，2016年11月10日初诊。

［主诉］双口角糜烂流水1年，加重2个月。

［病史］患者诉1年前经朋友介绍使用过一支进口唇膏（具体成分不详）后，出现口角及双唇干裂，严重时糜烂区有淡黄色渗液和渗血，伴有黄色痂皮或血痂，瘙痒，张口时疼痛明显，停止使用后症状未见减轻。后于当地医院以"接触性口角炎"为诊断口服加外用药物（具体药物不详）抗过敏治疗，症状有所好转，但仍不时反复发作。近2个月来，由于年底工作量大，突然又出现两口角红肿糜烂，自服药物症状未减轻，遂来诊。患者诉在酒店大堂工作，患病影响美观，心理负担较重，焦虑，求医心切。平素熬夜，工作压力大。既往体健，无肝炎、结核等传染病病史，无糖尿病、高血压等慢性病病史。

［现症］患者消瘦，一般情况可，精神焦虑，面容憔悴。发病以来腹胀痞满不舒，纳差，嗳气吞酸，食之欲吐，大便干结，小便短赤。检查：双侧口角红肿、糜烂伴少量淡黄色渗出，黄色痂皮较厚，张口时干裂处渗血，疼痛明显，瘙痒，双唇色红。舌质红，苔黄，脉数有力。

问题

（1）本案患者口角炎的形成原因是什么？

（2）中医辨证本案患者属何证？

（3）此病的治法、方药怎样选择？

（4）此类患者如何宣教？

[治疗过程]

初诊：2016 年 11 月 10 日初诊。太子参 30g，炒白术 10g，茯苓 20g，生地黄 12g，当归 20g，赤芍 10g，牡丹皮 10g，白鲜皮 10g，蛇床子 10g，苦参 10g，金银花 10g，黄柏 20g，苍术 12g，黄连 6g，升麻 9g，陈皮 10g，木香 10g，砂仁 10g，大黄 6g（另包），鸡内金 10g，焦神曲 10g，炒山楂 10g，炒麦芽 10g，甘草 6g。7 剂，每日 1 剂，水煎 400mL，早晚两次空腹温服。

氯苯那敏片 1 片 / 次，3 次 / 日，口服；苦参、黄柏、茵陈各 30g，煎汤湿敷患处，3 次 / 日。西帕依固龈液每次 2mL，用棉片湿敷患处，3～4 次 / 日。湿敷后红霉素软膏涂患处，2～3 次 / 日。

医嘱：勿用手接触患处，勿揭痂皮，保持患处干燥，保持口腔卫生良好，清淡饮食，忌食辛辣刺激及肥甘厚味，勿熬夜。

二诊：2016 年 11 月 18 日。患者服药平和，服药后口角红肿瘙痒感减轻，渗出较前明显减少，腹胀痞满消失，纳可，便溏。检查：口角处仍有淡黄色渗液及少许渗血，薄层黄色痂皮及血痂，舌红，苔薄黄，脉数。处理：上方去陈皮、木香、砂仁、大黄，加炒山药 30g、薏苡仁 30g、白扁豆 10g，14 剂，每日 1 剂，水煎 400mL，早晚两次空腹温服。停用氯苯那敏片。苦参、黄柏、茵陈各 30g，煎汤湿敷患处，日 2～3 次。西帕依固龈液每次 2mL，用棉片湿敷患处，3～4 次 / 日。红霉素软膏停用。医嘱：勿用手接触患处，勿揭痂皮，保持患处干燥，保持口腔卫生良好，清淡饮食，忌食辛辣刺激及肥甘厚味，勿熬夜。

三诊：2016 年 12 月 1 日。患者服药平和，今诊患者精神状态佳，信心饱满，自觉症状明显好转，偶有痒感，纳可，二便调，余无明显不适。检查：口角红肿基本消失，口角处未见明显干裂渗出及痂皮，舌淡红，苔薄白，脉数。处理：二诊方去炒山药、薏苡仁、白扁豆、黄柏、苍术、金银花，14剂，每日1剂，水煎400mL，早晚两次空腹温服，巩固治疗。中药煎汤湿敷停用。西帕依固龈液每次2mL，用棉片湿敷患处，3～4次/日。湿敷后重组牛碱性成纤维细胞生长因子凝胶涂患处，3次/日。医嘱：避免使用有化学成分的唇膏等化妆品，保持口腔卫生良好，清淡饮食，忌食辛辣刺激及肥甘厚味，勿熬夜。

问题

（5）方中为何使用升麻？

病例2 冯某，女，42岁，2015年5月8日初诊。

[主诉] 双侧口角糜烂渗出3年余。

[病史] 患者3年前无明显诱因出现双侧口角糜烂，湿白难愈，糜烂处有渗出，瘙痒难忍，症状时轻时重，反复发生，曾于当地诊所就诊，口服维生素类药物及局部外用药治疗，效不佳，今来诊。患者诉平日常感困倦乏力，纳差，脘痞胀满，口黏不爽，大便溏泄，眠差。既往体健，无肝炎、结核等传染病病史，无糖尿病、高血压等慢性病病史。

[现症] 患者体格消瘦，精神低迷，面色苍白，声低细微，纳差，饮食不香，腹胀便溏，畏寒肢冷，肢体困倦乏力。检查：双侧口角潮湿，色白糜烂，糜烂面上覆盖一薄层透明渗出液，瘙痒。口唇淡红，舌体活动自如，口内黏膜无明显异常，牙列整齐，牙龈淡红，无红肿出血。舌体胖大，舌质淡，苔白滑，脉濡缓。

问题

（1）中医学认为口角炎的发生原因有哪些？与哪些脏腑有关？

（2）本案患者属哪个证型？治法、方药如何选取？

（3）如何理解本案患者疾病标与本的临床表现？

（4）此类患者为何会出现畏寒肢冷？

［治疗过程］

初诊：2015 年 5 月 8 日。太子参 30g，黄芪 30g，焦白术 10g，茯苓 30g，干姜 6g，当归 15g，赤芍 10g，牡丹皮 10g，白鲜皮 10g，蛇床子 10g，苦参 10g，炒山药 30g，薏苡仁 30g，白扁豆 10g，木香 10g，砂仁 10g，鸡内金 10g，焦神曲 10g，炒麦芽 10g，焦山楂 10g，甘草 6g。7 剂，每日 1 剂，水煎 400mL，早晚两次空腹温服。

西帕依固龈液，用棉片湿敷患处，3～4 次 / 日。湿敷后重组牛碱性成纤维细胞生长因子凝胶涂患处，2～3 次 / 日。医嘱：勿用手接触患处，勿揭痂皮，保持患处干燥，保持口腔卫生良好，清淡饮食，忌食辛辣刺激及肥甘厚味。

二诊：2015 年 5 月 16 日。患者服药平和，服药后仍见双侧口角湿白糜烂，渗出明显减少，偶觉瘙痒，口唇淡红，腹胀消失，纳可，二便调，仍觉周身无力，畏寒肢冷，余无其他不适。处理：上方去炒山药、薏苡仁、白扁豆、木香、砂仁，加生地黄 12g、阿胶 12g、何首乌 10g、桂枝 6g、竹叶 10g。14 剂，每日 1 剂，水煎 400mL，早晚两次空腹温服。西帕依固龈液，用棉片湿敷患处，日 3～4 次。湿敷后重组牛碱性成纤维细胞生长因子凝胶涂患处，日 2～3 次。医嘱：勿用手接触患处，勿揭痂皮，保持患处干燥，保持口腔卫生良好，清淡饮食，忌食辛辣刺激及肥甘厚味。

三诊：2015 年 6 月 2 日。患者服药平和，服药后双侧口角未再见糜烂渗出发生，现口角无干裂糜烂结痂，口角处皮肤红嫩，无明显疼痛及瘙痒感，畏寒肢冷及周身乏力明显减轻。二诊方去白鲜皮、苦参，14 剂巩固治疗。每日 1 剂，水煎 400mL，早晚两次空腹温服。西帕依固龈液停用。重组牛碱性成纤维细胞生长因子凝胶涂双侧口角处，日2～3次。医嘱：勿用手接触患处，保持患处干燥，保持口腔卫生良好，清淡饮食，忌食辛辣刺激及肥甘厚味。

> 问题
>
> （5）二诊、三诊中为何加用生地黄、何首乌、阿胶三药？

【问题解析】

病例1

（1）本类口角炎患者常有过敏体质，一旦接触变应原或有害物质即发病。本案患者是因接触一支不明成分的唇膏引起过敏反应而发病。

（2）根据舌苔脉象，可以判断本患者属脾胃郁热证。

（3）治法为清泄脾胃，方药为清胃散加减。

（4）此类患者应避免滥用药物和食用可能引起过敏反应的食物。尽量减少使用可能引起变态反应的唇膏等化妆品，必须使用时，要注意品牌、批号，应先小范围试用，观察有无不良反应后再使用，更换时尽量不用新品，以免再次引起过敏。

（5）此方中使用升麻的寓意有二：首先是取升麻清热解毒之功以清泄胃热；其次是取升麻轻清升散透发之性以宣达伏火，且黄连得升麻，降中有升，泻火而无凉遏之弊，升麻得黄连，散火而无升焰之虞。

病例2

（1）中医学认为过食辛辣厚味，阳明积热，又为风邪湿热所乘，外发于经脉循行的口吻处，邪气与津液搏结而生疮。或饮食不节，损伤脾气，脾虚失运，水湿内停，湿浊上犯，侵及口角，湿白糜烂，发为本病。本病与脾胃有关，日久累及肾脏。

（2）本案为脾虚湿盛证，治法为益气健脾、芳香化湿，方药为参苓白术散加减。

（3）本案患者脾虚湿盛。湿盛为标，表现为双侧口角潮湿，色白糜烂，糜烂面上覆盖一薄层透明渗出液，瘙痒；脾虚为本，表现为面色苍白，声低细微，纳差，饮食不香，腹胀便溏，肢体困倦乏力，舌体胖大，舌质淡，苔白滑，脉濡缓。

（4）患者患病 3 年余，脾虚日久累及肾，脾肾阳虚，温煦失司，故见畏寒肢冷。

（5）患者患病 3 年，病久脾虚，脾为后天之本，气血生化之源，脾虚气血生化乏源，患者面色苍白、唇色淡红、周身无力皆为气血亏虚之象。方中加用生地黄、阿胶、何首乌，三者皆是滋补阴血之佳品，滋阴补血，补而不燥。

【学习小结】

手足阳明二经挟于口，脾气通于口。脾为后天之本，气血生化之源，王教授认为口角炎的发生与脾脏关系最为密切，治疗口角炎，关键在治脾。脾虚失运，运化无力，水湿上泛而致口角湿白糜烂；脾虚则气血生化不足，肢体失于濡养，故周身乏力、形体消瘦、唇色淡红；脾虚纳运乏力，故水谷不化、大便溏泄；嗜食辛辣，或外感热邪，邪热郁结脾胃，致脾胃郁热，运化失常，内生湿邪，湿热循经上犯，熏蒸口角及双唇，而致口角糜烂渗出。另外，王教授认为久病多虚多瘀，故在治疗时加入一些活血化瘀之品，如当归、赤芍、牡丹皮等，使活血而不伤正，又加入一些补脾益气药物，培补后天之本，既加速病情好转，又扶助正气，防止疾病的复发。

【课后拓展】

1. 本病的中医辨证分型有哪些？

2. "脾胃虚弱，饮食不进，多困少力，中满痞噎，心忪气喘，呕吐泄泻及伤寒咳噫"出自何处？

3. 学习西医学对本病不同类型病因病机及治疗的记载和分析。

4. 通过对本病的学习，写出学习心悟。

5. 参考阅读

（1）徐治鸿 . 中西医结合口腔黏膜病学 ［M］. 北京：人民卫生出版社，

2001.

（2）陈谦明.口腔黏膜病学［M］.北京：人民卫生出版社，2008.

四、盘状红斑狼疮

红斑狼疮是一种发生在结缔组织的自身免疫疾病。有关本病的分类较多，且较复杂，目前临床上将本病分为全身性系统性红斑狼疮和局限性盘状红斑狼疮。前者又称急性播散性红斑狼疮，侵犯全身各系统脏器组织以及黏膜、关节、肌肉等，表现为全身性的疾病。后者又称慢性局限性红斑狼疮，以皮肤黏膜损害为主。据报道，约 5% 的盘状红斑狼疮可转变为系统性红斑狼疮。慢性盘状红斑狼疮多有口腔黏膜损害，甚至有的只有口腔黏膜损害而不合并皮肤损害，全身症状多不明显。本病多发生于 20 ～ 45 岁的中青年女性，男女比例约 1 ：3，儿童及老年少见。根据其口腔症状表现，本病类似于中医学"口疳""唇疮""唇风""唇肿""日晒疮""猫眼疮"等。

【辨治思路】

王教授认为脾开窍于口，其华在唇，足阳明胃经挟口环唇，所以唇部病变与脾胃关系最为密切。他通过长期临床观察，认为本病基本病机多为脾虚血瘀、湿热上蒸，以益气健脾治其本，清热燥湿、疏风清热、养血润燥治其标，配活血化瘀的总则治疗盘状红斑狼疮。主要药物为太子参、炒白术、茯苓、当归、赤芍、牡丹皮、金银花、连翘、黄芩、苦参、白鲜皮、蛇床子、制乳香、制没药、鸡内金、焦三仙、甘草。方中以太子参、炒白术、茯苓健脾益气；以苦参、白鲜皮、蛇床子燥湿；患者热象明显，加连翘、金银花、黄芩清热解毒；用赤芍、牡丹皮凉血活血；用当归、制乳没以活血生肌；以焦三仙、鸡内金固护脾胃；以甘草调和诸药。全方充分考虑患者脾虚及湿热久病、血瘀日久的特点，既针对局部促进恢复，又针对整体益气活血。

临证应灵活加减，如热毒炽盛加蒲公英、紫花地丁等清热解毒，糜烂严重时加炮山甲、皂角刺、浙贝母等以收敛创面，溃烂久不愈合加鹿角霜、五倍子，血瘀明显者可加鸡血藤、丹参、郁金、三棱、莪术以活血化瘀，脾虚湿甚者加佩兰、炒山药、炒薏苡仁以健脾利湿，胃阴不足、口干缺津加石斛、玉竹、北沙参、生地黄、麦冬以滋阴生津。

王守儒教授主张中西医结合治疗，症状严重时采用局部使用西药控制症状，全身用药首选免疫抑制剂，其中羟氯喹为一线药物，对于控制急性期盘状红斑狼疮有较好的疗效，多配合糖皮质激素使用（减药要逐步进行），如出现手脚麻木等不适症状时立即停用羟氯喹，用药期间定期查血糖、肝肾功能。对患者进行口腔卫生宣教，做好湿敷，切勿舔唇或用手揭痂皮。患者要消除顾虑和恐惧心理，避免光照、受冻，对面部做适当保护。忌食辛辣厚味和烟酒。

【典型医案】

病例1 周某，男，48岁，2016年12月9日初诊。

［主诉］唇部破溃出血1年。

［病史］患者1年前唇部发紧、破溃、出血、疼痛、结痂，反复发作，未曾治疗，发病以来纳可，眠可，二便可。既往有高血压病史3年，否认其他系统性疾病和药物过敏史。

［现症］患者一般情况可，自述下唇部疼痛明显，影响进食，检查：下唇盘状糜烂约0.5cm×0.8cm，血痂，触之出血、疼痛，周边有放射状白纹，干燥，舌底脉络迂曲，舌红，苔黄腻，脉数。发病以来纳可，眠可，大便干，血压控制尚可。

问题

（1）本病的病机是什么？

（2）盘状红斑狼疮的诊断标准是什么？

［治疗过程］

初诊：2016年12月9日。太子参30g，炒白术10g，茯苓15g，当归15g，赤芍12g，牡丹皮10g，蛇蜕10g，火麻仁20g，金银花30g，黄芩10，苦参 12g，蛇床子 15g，白鲜皮 10g，荆芥炭 10g，红花 12g，制乳没各 10g，连翘 15g，蒲公英 20g，紫花地丁 10g，皂角刺 10g，炮山甲 10g，甘草 6g，14 剂，水煎服，日 1 剂。

泼尼松 15mg，早 8 点顿服。羟氯喹每次 0.1g，2 次 / 日，口服。0.9% 生理盐水每次 10mL，1% 碳酸氢钠液每次 10mL，唇部交替湿敷，3 次 / 日，每次 15 分钟。皮质散与三七粉 1：1 局部涂，每日 3 次。当无出血时改为皮质散与珍珠粉 1：1 局部涂，每日 3 次。唇甘油适量，涂于患处，数次 / 日。

对患者进行口腔卫生宣教，切勿舔唇或用手揭痂皮，局部防晒。嘱患者如出现手脚麻木等不适症状，立即停用羟氯喹。

二诊：2016 年 12 月 23 日。患者诉服药一周后轻度手脚麻木，未停药，大便稀，便次增多。检查：下唇糜烂愈合，血痂变薄，大便稀。处理：停羟氯喹。中药去制乳没、连翘、蒲公英、紫花地丁、皂角刺、炮山甲，14 剂继服，水煎服，日 1 剂。血塞通软胶囊 2 粒 / 次，2 次 / 日，口服。泼尼松 10mg，早 8 点顿服。唇甘油 2 支。

三诊：2017 年 1 月 6 日。痂皮脱落，局部黏膜萎缩。处理：14 剂继服，水煎服，日 1 剂。泼尼松 5mg，早 8 点顿服。

四诊：2017 年 1 月 20 日。患者诉期间糜烂一次，检查：下唇充血，血痂附着。处理：上方 14 剂继服，水煎服，日 1 剂。泼尼松 0.5mg，早 8 点顿服。

五诊：2017 年 2 月 3 日。病情稳定好转。处理：复方甘草酸酐片，2 片 / 次，3 次 / 日，口服。嘱症状消失后停药。14 剂继服，水煎服，日 1 剂。唇甘油 2 支。

对患者进行口腔卫生宣教，戒除不良习惯，注意局部防晒。随访半年，无复发。

问题

（3）如何理解二诊的方药加减？

（4）羟氯喹的副作用是？如何预防？

病例2　王某，女，45岁，2017年12月27日初诊。

［主诉］下唇糜烂出血、疼痛1年。

［病史］患者1年前无原因出现下唇糜烂、出血，后结痂，痂皮脱落后再次糜烂、出血，伴有疼痛。在洛阳人民医院诊断为"慢性唇炎"，曾服抗生素、激素、复合维生素等，疗效不明显，发病以来纳差、眠差、大便可。既往体健，否认系统性疾病史和药物过敏史。

［现症］患者一般情况可。患者自述下唇部疼痛，影响进食。检查：下唇中央黏膜呈盘状糜烂、血痂，周边有放射状白纹，干燥。患者自发病以来口干，乏力，纳可，眠差，二便正常。舌红，苔黄腻，舌底脉络迂曲，脉数。

问题

（1）结合其临床表现及舌脉，本案可辨为何证型？

［治疗过程］

初诊：2017年12月27日。黄芪30g，太子参30，炒白术10g，茯苓20g，当归15g，赤芍10g，牡丹皮10g，金银花30g，连翘15g，黄芩10g，苦参10g，白鲜皮10g，蛇床子15g，制乳香10g，制没药10g，鸡内金10g，焦三仙各10g，甘草6g，石斛12g，玉竹10g，北沙参15g，麦冬10g。14剂，水煎服，日1剂。

泼尼松15mg，早8点顿服。羟氯喹每次0.1g，2次/日，口服。0.9%生理盐水每次10mL，1%碳酸氢钠液每次10mL，唇部交替湿敷，3次/日，每次15分钟。皮质散与三七粉1：1局部涂，每日3次。当无出血时改为皮质散与珍珠粉1：1局部涂，每日3次。唇甘油适量，涂于患处，数次/日。

对患者进行口腔卫生宣教，做好湿敷，切勿舔唇或用手揭痂皮，局部防晒。嘱患者如出现手脚麻木等不适症状，立即停用羟氯喹。验血糖，查肝肾功能。

二诊：2018年1月10日。患者服中药后恶心不适，局部症状明显减轻，下唇血痂变薄，偶有疼痛。血糖、肝肾功能正常。处理：上方去制乳没，加红花 10g，14 剂继服，水煎服，日 1 剂。血塞通软胶囊 2 粒 / 次，2 次 / 日，口服。泼尼松 10mg，早 8 点顿服。

三诊：2018 年 1 月 24 日。血糖、肝肾功能正常。痂皮脱落。处理：14 剂继服，水煎服，日 1 剂。泼尼松 5mg，早 8 点顿服。停用羟氯喹。

四诊：2018 年 2 月 7 日。痂皮脱落，无新发病损，其余好转。处理：上方 14 剂继服，水煎服，日 1 剂。泼尼松 5mg，早 8 点顿服。嘱患者一个月后，泼尼松 2.5mg，早 8 点顿服，症状消失后停药。对患者进行口腔卫生宣教，戒除不良习惯，注意局部防晒。随访 3 个月，无复发。

问题

（2）如何理解初诊中的处方配伍？

（3）王守儒教授治疗本病的辨证思路是什么？

（4）医嘱中为何嘱咐患者局部防晒？如何防晒？

【问题解析】

病例 1

（1）病机为脾虚血瘀、湿热上蒸。

（2）诊断标准 ①唇红部盘状损害，好发于下唇唇红部，呈椭圆形或圆形红斑样损害，可有片状糜烂，界限清楚，中央稍凹陷呈盘状。周围有红晕或可见毛细血管扩张，在红晕外围是呈放射状排列的白色短条纹，状似"猫眼"。②苍白唇。表面伴有糠状鳞屑，有时鳞屑很多，使整个口唇呈白色，称为镀银瘢痕，又称"苍白唇"。③口唇皮肤常呈黑色弧形边缘。唇红损害向口周皮肤蔓延扩大，唇红与皮肤界限消失，病损边缘有黑色素沉着，口唇皮肤常形成黑色弧形边缘。④唇红及口周皮肤可有色素沉着，亦可有脱色斑，状似"白癜风"。因唇红黏膜乳头层接近上皮表面，长期不愈，可致唇红及口周皮肤色素沉着，或有脱色斑，状似"白癜风"。⑤面部皮肤有"蝴蝶斑"。面部色素沉着在鼻梁及两颊，形成蝶状斑片，称为"蝴蝶斑"。⑥有时可有微痒、刺痛和烧灼感。⑦直接免疫荧光检查约90%可见"狼疮带"。其他检查有阳性改变。

（3）下唇糜烂愈合，血痂变薄，应去乳香、没药、皂角刺、炮山甲；大便稀说明清热太过，因此去掉连翘、蒲公英、紫花地丁。一周后轻度手脚麻木，出现羟氯喹的副作用，因此停用羟氯喹。

（4）副作用　①中枢神经系统影响：易怒、神经质、情绪改变、噩梦、精神病、头痛、头昏、眩晕、耳鸣、眼球震颤、感音性耳聋、惊厥、共济失调。②神经肌肉影响：骨骼肌瘫痪或肌病或神经肌病，导致进行性无力和近端肌群萎缩，可合并轻度感觉异常、腱反射减弱和神经传导异常。③皮肤反应：头发变白、脱发、瘙痒症、皮肤黏膜色素变化、光过敏和皮损（荨麻疹、多形红斑、苔藓样变、斑丘疹、紫癜、离心形环形红斑、Stevens-Johnson综合征、急性泛发性发疹性脓疱病和剥脱性皮炎）。④胃肠道影响：厌食、恶心、呕吐、腹泻、腹部痉挛。⑤过敏反应：荨麻疹、血管性水肿和支气管痉挛等。

预防措施：药物剂量、用药时间应视病情和个体反应而定，有药物过敏史及肝肾功能受损者，在用药前必须向医生说明。用药期间，定期做眼科检查、肝肾功能检查。

病例 2

（1）唇部糜烂、渗血、疼痛、舌苔黄腻、脉濡数为湿热之征，舌红、舌底脉络迂曲为瘀血之象。根据局部表现及舌脉象，本病辨证为脾虚血瘀、湿热上蒸型。

（2）方中黄芪、太子参、炒白术、茯苓健脾益气；苦参、白鲜皮、蛇床子燥湿，患者仍有热象，故方中加金银花、连翘、黄芩以清热解毒；赤芍、牡丹皮凉血活血；当归、制乳没活血生肌；焦三仙、鸡内金固护脾胃；石斛、玉竹、北沙参、麦冬滋阴生津；甘草调和诸药。

（3）王教授认为脾开窍于口，其华在唇，足阳明胃经挟口环唇，所以唇部病变与脾胃关系最为密切。内热传脾，循经上炎，致口唇肿胀、流血出水。脾虚血瘀，则见皮肤或黏膜红斑。因此，王教授认为本病基本病机多为脾虚血瘀、湿热上蒸。治疗从脾论治唇部疾病，治疗总则为益气健脾治其本，清热燥湿、疏风清热、养血润燥、活血化瘀治其标。

（4）本病是一种光敏性疾病，为避免光照加重病损，患者应采取有效避光措施，如采用遮光剂或衣物以避光，应同时避免长波及中波紫外线的照射。

【学习小结】

王守儒教授认为唇部病变与脾胃关系最为密切，本病基本病机多为脾虚血瘀、湿热上蒸，治疗本病应以"益气健脾治其本，清热燥湿、疏风清热、养血润燥治其标"，配"活血化瘀"。主要药物为太子参、炒白术、茯苓、当归、赤芍、牡丹皮、金银花、连翘、黄芩、苦参、白鲜皮、蛇床子、制乳香、制没药、鸡内金、焦三仙、甘草。

他认为本病属于免疫性疾病，全身用药首选免疫抑制剂，多配合糖皮质激素使用，但是这些药物副作用大，需要监测肝肾功能，患者有不良反应时要及时停药，糖皮质激素减药要逐步进行。因此临床上，我们中西医结合方能标本兼治，不但能减少西药的使用剂量，减少其副作用，更重要的是能增加疗效、缩短治病周期、防止疾病转化为系统性红斑狼疮而侵犯其他脏腑等，可以增强患者的治疗信心，从而提高患者的依从性。

关于医嘱：在治疗中，部分患者的习惯很不好，如手揭痂皮，不注意防晒，饮食无禁忌，部分患者心理负担很重，不利于治疗，我们都要做好卫生宣教。

【课后拓展】

1. 本病的中医辨证分型有哪些?

2. 总结本病的基本病因病机。

3. 学习西医学对本病的认识、研究和进展。

4. 通过对本病的学习，写出学习心悟。

5. 参考阅读

（1）王守儒，霍勤 . 五官病学［M］. 北京：人民军医出版社，2006.

（2）徐治鸿.中西医结合口腔黏膜病学［M］.北京：人民卫生出版社，2001.

（3）陈谦明，曾昕.案析口腔黏膜病学［M］.北京：人民卫生出版社，2014.

（4）谭劲.中西医结合口腔科学［M］.北京：中国中医药出版社，2018.

（5）罗小波，林琳，江潞.盘状红斑狼疮治疗的研究进展［J］.国际口腔医学杂志.2014，41（6）：685-690

（6）曹惠芬.孟如教授治疗盘状红斑狼疮的经验［J］.云南中医中药杂志2000，21（4）：1-3.

第六节　舌部疾病

一、地图舌

地图舌为原因不明的丝状乳头剥脱引起的、病损形态似地图、浅表性非感染性舌部疾病。临床特征为舌背出现不规则的形似地图的红斑，中间低凹而光滑，边缘稍有黄白色条带状隆起。由于其病损经常表现在舌面的不同部位，并可变换大小和形状，具有游走的特点，故又称为游走性舌炎。本病临床儿童多见，中医学称之为"花剥苔"。

【辨治思路】

舌为心之苗，为脾之外候，苔为胃气所生。王守儒教授认为地图舌与先天禀赋、体质、情志、饮食、外邪等有关。其病机主要为过食辛辣或肥甘厚味，湿热蕴结中焦，阻滞气机，或脾胃虚弱，气血生化乏源，津液虚耗，舌失濡养，导致舌苔花剥呈地图状。

临证中王守儒教授治疗本病多从脾胃入手进行辨证论治，取得显著疗效。王守儒教授从脾胃湿热和气阴亏虚两型对本病进行辨证，脾胃湿热型治以清热利湿、补脾益气；气阴亏虚型治以益气养阴、补脾养胃。地图舌周边隆起，中间多见暗红，舌的微观特征是舌乳头萎缩，舌部微循环障碍，属于中医学"瘀血"的范畴，王教授在治疗时兼治以活血化瘀，改善舌部循环障碍，减少炎性渗出，达到较为理想的治疗效果。

【典型医案】

病例 1 杜某，女，30 岁，2014 年 5 月 13 日初诊。

[主诉]舌面花剥 2 年余，加重 1 周。

[病史]患者 2 年前无明显诱因开始出现舌背中部舌苔片状花剥，未引起重视而未经正规治疗，时轻时重，疼痛不甚，进食刺激性食物时偶有不适，曾口服抗生素与维生素类药物，效果不显著。近 1 周来不适症状加重，遂来诊。

[现症]患者一般情况可，发病以来纳差食少，食后腹胀，眠可，二便调。检查：舌左边缘有一处 1.0cm×0.5cm 大小不规则红斑，舌苔剥脱，边缘呈黄白色条带状，稍凸。舌质淡，苔白稍腻，脉沉细无力。

问题

（1）舌苔剥脱部位与舌面脏腑相应关系是什么？

（2）舌苔剥脱范围大小与什么有关？

（3）患者舌苔花剥的原因是什么？

（4）舌苔剥脱区呈现红色区域的原因是什么？

（5）纳差食少，食后腹胀，舌质淡，苔白稍腻，脉沉细无力，提示什么？

[治疗过程]

初诊：2014 年 5 月 13 日。太子参 30g，焦白术 10g，茯苓 20g，当归 15g，赤芍 10g，牡丹皮 10g，石斛 12g，黄精 12g，三七粉 3g（另包），金银花 30g，黄芩 10g，鸡内金 10g，焦三仙各 10g，甘草 6g。7 剂，水煎服。医嘱：忌生冷辛辣食物，勿过劳。

二诊：2014年5月20日。患者服上方后无不适，舌体不适减轻，无苔区面积缩小，中间红色区域颜色变浅。上方去黄芩、三七粉，加黄芪30g。7剂，水煎服。

三诊：2014年5月27日。舌背舌苔剥脱症状基本消失，偶有刺激不适。为巩固治疗，中药照上方续服7剂。

问题

（6）处方中选用的主方是什么？如何理解处方配伍？

（7）二诊中为何去黄芩、三七粉？

病例2 王某，女，2岁，2013年8月6日初诊。

［主诉］舌苔花剥2个月，加重3天。

［病史］患儿近2个月来容易感冒，体温升高，2个月前见舌苔部分剥脱，未曾治疗，近日加重，刺激痛，遂来就诊。

［现症］患儿发病以来纳差，精神欠佳，经常哭闹。检查：舌尖处有一1.0cm×1.0cm大小的不规则舌苔剥脱区，伴黄白色条带状微凸边缘，高出舌面，检查时患儿哭闹不安。舌质红，舌苔黄稍厚，脉濡数。

问题

（1）地图舌小儿多发的原因是什么？

（2）患儿近2个月感冒伴体温升高与舌苔剥脱加重的关系是怎样的？

（3）舌脉提示什么？

［治疗过程］

初诊：2013年8月6日。党参10g，焦白术5g，茯苓10g，薏苡仁10g，黄连5g，赤芍5g，半夏5g，厚朴5g，牡丹皮5g，焦三仙各5g，甘草3g。7剂，水煎服。医嘱：慎食辛辣凉物。

二诊：2013 年 8 月 13 日。患者服药后病情好转，舌苔剥脱面积较前减小，刺激痛减轻，舌质淡红，苔稍腻，脉沉缓。上方去黄连，加黄芪 15g。7 剂，水煎服。

三诊：2013 年 8 月 20 日。患者服药后，舌背舌苔剥脱症状基本消失，苔可，脉沉，上方续服，巩固治疗。

问题

（4）处方中选用的主方是什么？如何理解处方配伍？

（5）二诊中为何去黄连、加黄芪？

【问题解析】

病例 1

（1）舌苔前剥，多为肺阴不足；舌苔中剥，多为胃阴不足；舌苔根剥，多为肾阴枯竭。

（2）与气阴亏虚或气血不足的程度有关。

（3）患者长期服用抗生素，久伤脾胃，脾虚失运，生化不足，气阴两虚，致阴津虚衰不能上濡舌体，而致舌面花剥。

（4）舌苔剥脱区丝状乳头消失或变得扁平，菌状乳头呈红色点状而显得非常清晰，呈红色片状区域。

（5）脾虚湿运则会出现纳差食少、食后腹胀等情况；舌淡苔白、脉沉细无力均为气阴两虚之象。

（6）沙参麦冬汤与归脾汤加减。方中太子参、白术、茯苓益气健脾；当归、赤芍、牡丹皮、三七粉补血活血；石斛、黄精养阴生津；金银花、黄芩清热解毒；鸡内金、焦三仙和胃消导；甘草调和诸药。诸药合用共奏益气养阴、补脾和胃、清热活血之效。

（7）患者舌体不适症状减轻，红色变浅，去黄芩、三七粉以减少清热活血药物用量；患者病久，加黄芪以益气健脾。

病例 2

（1）小儿生长发育相比成人较快，对水谷精微的要求更加迫切，但小儿脾气常有不足，运化功能相对较差，容易伤及胃气。因此，地图舌在小儿中较成人常见。

另外，小儿为稚阴稚阳、纯阳之体，阳常有余而阴常不足，感受外邪或内伤积滞后容易从阳化热，煎灼津液而为地图舌。

（2）患者感冒体温升高，发热，煎灼津液，津不上承，舌失濡养，加重了舌苔剥脱症状。

（3）苔黄稍腻、脉濡数均为湿热蕴结之象。

（4）本案方选三仁汤合四君子汤加减。王教授认为本案为脾胃湿热，阻滞气机，湿热上乘，津不上承所致。方中以薏苡仁、黄连清利湿热，半夏、厚朴行气化湿，党参、白术、茯苓益气健脾，赤芍、牡丹皮清热凉血活血，焦三仙消导和胃，甘草调和诸药。全方共奏清热化湿、益气健脾、活血之功。

（5）舌苔剥脱面积减小，刺激痛减轻，舌质转为淡红，故去黄连以减轻清热药量，加黄芪以益气健脾，扶助正气。

【学习小结】

从以上病案可以看出王教授在治疗地图舌时均加入了活血化瘀的药物，如当归、赤芍、牡丹皮、三七粉、丹参等。地图舌周边隆起，中间多见暗红，舌的微观特征是舌乳头萎缩，舌部微循环障碍，属于中医学"瘀血"范畴。王教授在治疗时兼以活血化瘀，改善舌部微循环障碍，减少炎性渗出。地图舌多发于儿童，王教授根据小儿"稚阴稚阳"的生理特点和"易虚易实，易寒易热"的病理特点，在治疗时更加注重顾护脾胃，以四君子汤益气健脾，三仁汤清利湿热，取得了良好的疗效。

【课后拓展】

1. 熟悉理解《伤寒论本旨·辨舌态》中"舌苔由胃中生气所现，而胃气由心脾所发，故无病之人常有薄苔，使胃中之生气，如地上之微草也，若不毛之地，则土无生气矣"。

2.如何理解小儿"稚阴稚阳"的生理特点和"易虚易实，易寒易热"的病理特点？

3.学习西医学对本病的认识、研究和进展。

4.通过对本病的学习，写出学习心悟。

5.参考阅读

（1）王守儒，霍勤.五官病学［M］.北京：人民军医出版社，2006.

（2）徐治鸿.中西医结合口腔黏膜病学［M］.北京：人民卫生出版社，2001.

（3）李姗姗，贺爱燕.贺爱燕运用沙参麦冬汤加减治疗小儿地图舌验案2则［J］.湖南中医杂志，2018（10）：101.

（4）于明弘，邢向晖.邢向晖运用运脾方治疗小儿地图舌验案2则［J］.湖南中医杂志，2016，32（2）：124.

（5）杨华梅，周瑜，曾昕，等.地图舌危险因素的研究进展［J］.华西口腔医学杂志，2015，33（1）：93-96.

（6）杨文超，黄太基.剥苔病因及治疗探讨［J］，山西中医，2014，30（12）：50-54.

二、沟纹舌

沟纹舌是发生在舌背黏膜的一种疾病，其主要临床特点是舌背表面有深浅不一、长短不等、规则或不规则的裂沟。沟纹舌又称为"裂纹舌""皱襞舌""阴囊舌"，与中医学"舌裂"类似。

【辨治思路】

中医学认为沟纹舌大多是邪热伤阴，或血虚失养，或脾虚湿侵所致。近十年来，中医学者研究并指出了气虚致沟纹舌的发生机理。西医学也从营养、疾病、年龄、性别、微生物、细胞等多方面对沟纹舌进行研究，发现形成沟纹舌的原因较多，并且与很多疾病有明显相关性。王守儒教授发现大多数裂纹舌患者是在体检或口腔检查中发现，无明显不适症状者基本不采取治疗。来诊患者多为有明显不适症状，或无意间发现后引起心理恐慌者。所以王教授在治疗沟纹舌时除对症下药外，亦特别注意向患者做好解释工作，消除思想顾虑，以达到更佳的治疗效果。

心气通于舌，心开窍于舌，脾气通于口，脾开窍于口。脾胃为后天之本、气血生化之源。王教授认为裂纹舌多为热伤津液，或阴虚，或气血亏虚，舌失濡养所致。治疗上，津液大伤久成裂纹者，方选白虎承气汤加减以通腑泄热、益气养阴；先天不足或饮食所伤，脾胃虚弱，湿盛成瘀而致裂纹者，方选香砂六君子汤加减以健脾和胃，化湿祛瘀；先天不足或思伤心脾，心脾两虚，气血双亏而致裂纹者，方选归脾汤加减以益气养血。另外，对于有思想顾虑者，王教授耐心地进行讲解，进行心理疏导，每获良效。

【典型医案】

病例 1 吴某，女，65 岁，2014 年 12 月 6 日初诊。

［主诉］舌裂 5 年余，加重半年。

［病史］患者 5 年前患慢性胃炎，消化吸收欠佳，后来发现舌面上出现裂纹，但无不适感。曾到当地人民医院就诊，诊断为"裂纹舌"，给予维生素等药物治疗（具体药物及用量不详），效果不佳。近半年来出现舌部疼痛，且伴有全身乏力、心慌气短，遂来就诊。

［现症］患者精神较差，全身乏力，心慌气短，胃纳欠佳，大便溏薄，便次增多，眠不佳。检查：舌背中央见一深沟，沟纹深约 2.0mm。舌质淡红，苔少，脉沉缓无力。

> 问题
>
> （1）舌背沟纹的临床意义是什么？
>
> （2）沟纹舌的病机分析是什么？
>
> （3）根据此患者的临床症状，分析其患沟纹舌的病因病机。

［治疗过程］

初诊：2014 年 12 月 6 日。黄芪 30g，太子参 30g，焦白术 10g，茯苓 30g，当归 15g，炒白芍 10g，木香 10g，砂仁 20g，远志 10g，石菖蒲 10g，炒枣仁 30g，鸡内金 10g，焦三仙各 10g，甘草 6g。7 剂，水煎服，日 1 剂，早晚分服。医嘱：忌生冷辛辣食物，注意休息。

二诊：2014 年 12 月 13 日。患者服上方后无不适。舌背沟纹变浅，疼痛明显减轻。全身乏力症状有所缓解，睡眠好转，大便仍不成形，每日 3～4 次。处理：上方去远志、石菖蒲，加炒山药 30g、炒薏苡仁 30g，14 剂，水煎服，日 1 剂，早晚分服。

三诊：2014 年 12 月 26 日。舌背裂纹及疼痛感基本消失，纳可，大便成形，日 1 次。处理：上方 7 剂继服，每 2 日 1 剂，以巩固治疗。

问题

（4）处方中选用的主方是什么？如何理解处方配伍？

（5）二诊中加减的意义是？

病例 2 付某，男，17 岁，2012 年 3 月 21 日初诊。

［主诉］舌裂纹 3 年余。

［病史］患者 3 年前无明显诱因开始出现舌背裂纹，时轻时重，曾服中西药治疗（具体药物不详），效果不明显，遂来本院就诊。

［现症］患者身体偏瘦，腰膝酸软，手脚心热，夜间盗汗，口干，饮水少，大便干。舌背正中有一较深裂纹，并向两侧分出数个细小裂纹，舌部疼痛，饮食时加重。舌质暗红，苔薄，脉沉细稍数。

问题

（1）根据患者临床表现，辨病在何脏？

（2）本案患者舌背出现沟纹的病因分析是什么？

（3）本案的中医辨证分型及治法是什么？

[治疗过程]

初诊：2012 年 3 月 21 日。熟地黄 24g，山萸肉 9g，山药 9g，当归 15g，茯苓 10g，赤芍 10g，牡丹皮 10g，黄柏 10g，知母 10g，淡竹叶 10g，火麻仁 20g，鸡内金 10g，焦三仙各 10g，甘草 6g。7 剂，水煎服，日 1 剂，早晚分服。医嘱：忌生冷辛辣食物，注意休息。

二诊：2012 年 3 月 29 日。患者服上方后舌裂纹变浅，潮热盗汗消失，大便不干，日 1 次。处理：上方去熟地黄、山萸肉、火麻仁，加太子参 30g、焦白术 10g、黄芪 30g，继服 20 剂。

问题
（4）处方中选用的主方是什么？
（5）二诊中方药加减变化的意义是什么？

【问题解析】

病例 1

（1）脾胃为后天之本、气血生化之源。脾胃虚弱，脾失运化，胃不腐谷，水谷精微的吸收和输布发生障碍，气血生化乏源，舌失精血之濡养，故舌光无苔或少苔，舌干缺津，舌失津液濡养则易出现沟纹。

（2）沟纹舌的病机有三：一是热盛伤阴，二是血虚不润，三是脾虚湿侵。

（3）患者患有慢性胃炎，消化吸收欠佳，久病伤及脾胃，舌失濡养而出现舌背沟纹。患者全身乏力、心慌气短、眠差提示心气血两虚，脾虚失运则出现纳差便溏。

（4）归脾汤加减。本案患者辨证为心脾两虚。脾虚不运，生化无力，不能运化精血上润舌体；心气虚则运血无力，心气通于舌，舌失心血濡养，治宜益气补血，健脾养心。太子参、黄芪、白术、茯苓健脾益气；当归、白芍养血和营；木香、砂仁行气和中，补而不滞；远志、石菖蒲、炒枣仁养心安神；甘草调和诸药。诸药相伍，使舌得所养，故舌裂得愈。

（5）患者服药后，睡眠好转，故去除具有养心安神作用的远志、石菖蒲。加炒山药、炒薏苡仁以健脾渗湿，以实大便。

病例 2

（1）病位在肝肾。腰为肾之府，肝主筋脉，肝肾阴虚不能濡养腰膝则出现腰膝酸软。口干不欲饮、手足心热及舌脉均为肝肾阴虚的表现。

（2）患者因久病伤阴，阴液亏虚，虚火上炎，久成裂纹。

（3）根据患者临床症状，中医辨证为肝肾阴虚，虚火上炎。治法：滋补肝肾，滋阴降火。

（4）知柏地黄汤加减。本病病机为肝肾阴虚，虚火上炎。方中重用熟地黄以滋补肾阴，辅以山萸肉、山药以补肝肾，三药相合滋补肝肾，谓之"三补"，熟地黄用量最大，以补肾阴为主，补其不足治其本；配伍茯苓、牡丹皮清虚热，平其偏性治其标，使补而不腻；知母、黄柏清降虚火；淡竹叶清热泻火；当归、赤芍活血；火麻仁润肠通便；焦三仙、鸡内金消食和胃，甘草调和诸药。诸药合用使真阴得补，虚火得清，舌裂自愈。

（5）患者服药后舌裂纹变浅，潮热盗汗症状消失，提示阴虚得复，故去滋阴之熟地黄、山萸肉；大便正常，故去火麻仁；加太子参、焦白术、黄芪以益气养阴，巩固疗效。

【学习小结】

沟纹舌属口疮病范畴，病因多为阳明实热，灼伤津液；或肝肾阴虚，虚火上炎；或胃阴不足，舌失濡养；或心脾两虚，气血双亏。临床表现以舌背出现各种形态的裂沟为特征，裂沟的数目、大小、深浅都变化不大。轻者可无自觉症状，但当沟内存有细菌与食物残渣时可引起感染，出现刺痛等不适。本病有症状者，西医多采用病因治疗和抗感染治疗。另外，症状严重、疼痛明显且心理负担较重者可考虑手术治疗。

王守儒教授根据个人的临床观察发现，阳明实热型沟纹舌多发于急性热病后，如重感冒高热等。《灵枢·经脉》曰"唇舌者，肌肉之本也"。脾主四肢肌肉，开窍于口，脾主运化，化生气血。胃阴不足及心脾两虚者多见于消化吸收障碍的患者，如病例 1 患者长期患有慢性胃炎，消化吸收欠佳，且伴有全身不适，心脾两虚致气血生化不足，使舌失濡养，治疗时宜从益气健脾、补血养心入手。肝肾阴虚型沟纹舌多见于久病伤阴或精神因素影响，病例 2 患者辨证为肝肾阴虚、虚火上炎，故治以知柏地黄汤加减。肾为后天之本，方中以熟地黄用量最大，重在补肾阴以滋后天，从而达到治本的作用。另外，在主方的基础上应适当加入黄精、石斛、玉竹等滋阴药物。王教授治疗本病，症状轻者以心理疏导为主，配合适当药物；症状明显者，则根据其临床表现辨证施治，同时做好解释，消除患者的恐惧心理，可显著提高疗效。

【课后拓展】

1. 熟读《口齿类要》中舌症的理论。

2. 结合沟纹舌的病因病机，如何理解"人裂者，舌见红色，更有裂纹如人者，乃君火燔灼，热毒炎上，故发裂也"？

3. 查询"平人之舌无纹也，有纹者血衰也。纹少、纹浅，衰之微；纹多、纹深者，衰之甚"的文献出处，如何理解？

4. 学习西医学对本病的认识、研究和进展。

5. 通过对本病的学习，写出学习心悟。

6. 参考阅读

（1）王守儒，霍勤. 五官病学［M］. 北京：人民军医出版社，2006.

（2）徐治鸿. 中西医结合口腔黏膜病学［M］. 北京：人民卫生出版社，2001.

（3）戴芳，唐亚平，周艳. 裂纹舌与病性证素相关性的研究［J］. 辽宁中医杂志，2010，37（11）：2200-2201.

（4）赵志红，郝斌，钟鸣. 裂纹舌新解. 中华中医药杂志，2018，33（11）：5103-5104.

三、正中菱形舌炎

正中菱形舌炎是发生在舌背人字沟前方呈菱形的炎症样病损。其表现近似菱形的无乳头区，质软，色红润，表面光滑或粗糙，裂隙状或结节状。患者多无不适症状，但也可能出现痛痒感。本病患者以中年多见，男性多于女性。因其病变在舌正中，形似鸡心，故中医学称之为"鸡心舌"。

【辨治思路】

王守儒教授认为本病多为久病脾虚，或热病伤阴，导致脾阴不足，舌中失养，而致本病。脏腑的病变反映于舌面具有一定的规律。舌尖多反映上焦心肺的病变，舌中多反映中焦脾胃的病变，舌根多反映下焦肾的病变，舌两侧多反映肝胆的病变。正中菱形舌炎病损部位在舌背正中，应脾胃，王教授治疗本病时重在益气健脾，药物常选党参、太子参、白术等，同时配合沙参、天冬、麦冬、石斛、玉竹等滋阴药物。脾虚夹湿时宜健脾清热祛湿，药物如茯苓、茵陈等。脾虚日久则易脾虚血瘀，给予当归、赤芍、牡丹皮等活血药物。

王守儒教授认为本病如无不适症状，不影响舌的正常功能，一般不需要特殊治疗，应避免过度治疗。合并白色念珠菌感染者应进行抗真菌治疗，对伴有舌灼痛的患者应叮嘱患者不要反复伸拉舌观察，另外还要保持口腔卫生，去除不良刺激。患者多有恐惧心理、恐癌心理，应向患者耐心详细地介绍本病，以消除患者的恐惧感和思想顾虑。

【典型医案】

病例1 胡某，男，25 岁，2006 年 5 月 9 日初诊。

［主诉］舌中花剥 3 年多，微痛不适 1 个多月。

［病史］患者 3 年前消化道溃疡病愈后见舌正中一块红色斑块，因当时无不适症状，未引起重视。1 个月前因饮食刺激性食物过多，感到舌正中部微痛不适，口微干，曾查尿常规未见异常。否认其他系统性疾病。

［现症］患者一般状况可，舌正中微痛不适，口微干，时有乏力，饮食稍减。检查：舌正中人字沟前有一约 1.5cm×2.0cm 大小的菱形区，色红稍暗，微凹而表面光滑，无舌乳头，触诊质软无硬结，舌质淡红，苔白，脉沉

缓无力。

问题

（1）患者病愈后出现舌中（花剥）斑块的原因是什么？

（2）患者为何食刺激性食物会出现症状加重？

（3）患者出现口干、舌痛的原因是什么？

（4）本案病机是什么？如何诊断？

[治疗过程]

初诊：2006 年 5 月 9 日。沙参 30g，焦白术 10g，天冬 15g，麦冬 15g，石斛 12g，玉竹 10g，黄连 10g，党参 10g，陈皮 10g，大枣 5 枚，甘草 6g。7 剂，水煎服，每日 1 剂，早晚分服。

二诊：2006 年 5 月 16 日。患者服上方 7 剂后微痛消失，色变浅淡，舌苔剥脱面积稍有缩小，舌中见舌乳头长出，大便稀。上方去黄连，加炒山药 30g、炒薏苡仁 30g，继服 30 剂。

问题

（5）治疗选用的主方是什么？如何理解处方配伍？

病例 2 董某，女，62 岁，2008 年 10 月 31 日初诊。

[主诉]舌正中无苔微痛 2 个多月。

[病史]患者 2 个月前因服保健品（成分不详）过量出现舌正中偶痛，苔少，曾用西药（药物不详）效果不佳，逐渐加重，遂来就诊。否认糖尿病等系统性疾病。

[现症]患者精神可，舌背正中无舌苔，微痛，舌两边疼痛，饮食欠佳，口苦微干，偶有乏力。检查：舌背正中有一 2.0cm×2.0cm 呈菱形的无苔区，舌质暗红，中有舌乳头增生，两边叶状乳头增大，充血色红，舌质淡红，舌苔淡白稍腻，脉沉缓无力。

> 问题
>
> （1）根据患者临床症状，本案的诊断是什么？
>
> （2）正中菱形舌炎应与哪些疾病相鉴别？
>
> （3）根据患者症状分析其病因。
>
> （4）从脏腑辨证角度分析，病位在哪里？

[治疗过程]

初诊：2008 年 10 月 31 日。太子参 30g，焦白术 10g，茯苓 20g，当归 15g，赤芍 10g，牡丹皮 10g，毛冬青 10g，金银花 30g，柴胡 10g，香附 10g，茵陈 10g，鸡内金 10g，焦三仙各 10g，甘草 10g。7 剂，水煎服，日 1 剂，早晚分服。

二诊：2008 年 11 月 7 日。患者服上方 7 剂，舌背正中少量舌苔，舌质稍红，叶状乳头无红肿疼痛，舌中仍有不适，腹部稍有胀气。处理：上方改金银花为 20g，加枳壳 9g，服 7 剂后症状消失，上方随症加减继服 10 剂。

> 问题
>
> （5）如何理解上方配伍？
>
> （6）二诊中药物变化意义是什么？

【问题解析】

病例 1

（1）患者患病时间久，耗伤正气，出现气阴亏虚，舌失精血之濡养而苔花剥。

（2）患者由于饮食不节，损伤脾胃，脾胃为后天之本，水谷精微的吸收和输布发生障碍，脾阴不足，舌中失养，失去舌苔保护，故进食刺激性食物会加重患者症状。

（3）患者阴虚火旺为其标，气阴两伤为其本，虚火内生，上灼口舌，即出现口干、舌痛症状。

（4）本病病机为脾气虚弱，运化无力，生化阴津不足，致脾气阴亏虚，舌失所养。中医诊断：鸡心舌（脾气阴两虚型），西医诊断：正中菱形舌炎。

（5）选用主方是归脾汤加减，方中沙参、天冬、麦冬、石斛、玉竹均具清养脾胃之阴之功，黄连有滋脾胃之阴、清降虚火之效，党参、白术、大枣益气健脾，陈皮理气健脾，使补而不滞，甘草调和诸药。全方共奏滋阴降火、益气健脾之功。

病例 2

（1）诊断：①正中菱形舌炎。②叶状乳头炎。

（2）①游走性舌炎：游走性舌炎的病损可发生于舌背任何部位，呈游走性；正中菱形病损区较固定，二者不难鉴别。②舌癌：乳头结节性正中菱形舌炎与舌癌的临床表现有相似之处，但前者质软，后者质硬，可根据病理检查进一步鉴别。

（3）患者大量服用保健品，后又服用西药伤及脾胃，脾胃为气血生化之源，脾失健运，运化无力，舌中失养，而致本病。

（4）患者舌背正中无苔，根据脏腑病变在舌面的表现，应脾胃；舌两边疼痛不适，叶状乳头充血，口苦，应肝胆。

（5）方中太子参、白术、茯苓益气健脾祛湿；赤芍、牡丹皮清热凉血活血；当归补血活血；毛冬青、金银花清热解毒活血；柴胡、香附疏肝理气；茵陈清理湿热；鸡内金、焦三仙消食和胃；甘草调和诸药。诸药配伍共奏健脾利湿、疏肝理气、清热活血的功效。

（6）患者服药后，舌背少量舌苔，舌质稍红，稍疼痛，叶状乳头无红肿，疼痛消失，故减清热药物，改金银花为 20g，因患者腹部稍有胀气，故加枳壳以宽中理气。

【学习小结】

中医学认为本病多为先天禀赋不足，或久病体虚、生化不足，或热病伤阴，导致脾阴不足，舌失所养。临床常见脾阴不足型，治宜滋脾阴、降虚火，佐以健脾。王守儒教授根据病损部位，从整体出发进行辨证，总结出病变部位主要为脾。脾胃同居中焦，为"后天之本"，脾经连舌本、散舌下，脾开窍于口，主运化水湿，所谓"治湿不理脾，非其治也"，故临床治疗宜健脾与利湿兼顾。

病例1辨证为气阴两虚，患者患病时间日久，耗伤正气，后又食辛辣刺激食物，伤及阴液，致使气阴两亏。王教授治以归脾汤加减，以滋阴降火、益气健脾。沙参、天冬、麦冬、石斛、玉竹清养脾胃之阴，黄连清降虚火，党参、白术、大枣益气健脾，陈皮理气健脾，使补而不滞，辨证准确，治疗方法得当，故疗效显著。病例2辨证为气虚血瘀，湿聚化热。王教授治疗时亦从脾胃着手，患者两侧叶状乳头炎肿大，舌两边应肝，故治疗时兼顾肝，治以健脾利湿、疏肝理气、清热活血。辨病与辨证相结合，方能取得理想效果。

【课后拓展】

1. 了解我国第一部舌诊专著《敖氏伤寒金镜录》。

2. 查阅了解脏腑的病变反映于舌面的分布规律理论。

3. 学习西医学对本病的认识、研究和进展。

4. 通过对本病的学习，写出学习心悟。

5. 参考阅读

（1）王守儒，霍勤．五官病学［M］．北京：人民军医出版社，2006.

（2）王永钦．中医耳鼻咽喉口腔科学［M］．北京：人民卫生出版社，2001.

（3）徐治鸿．中西医结合口腔黏膜病学［M］．北京：人民卫生出版社，2001.

四、舌乳头炎

舌乳头炎是指舌乳头受到刺激后发生的炎性改变，主要表现为舌痛不适。其形成与口腔不洁，牙残根、残冠刺激，以及细菌、病毒感染等有关。本病属中医学"舌疗""板舌""舌痹"等范畴。

【辨治思路】

舌乳头炎是由多种原因引起的一组临床症状，因其发病部位不同而临床表现有别。丝状乳头遍布舌面，发生病变时，舌面可出现片状的萎缩区域，严重者出现光滑舌，患者多遇刺激性食物疼痛不适或舌头无苔来诊；菌状乳头多分布于舌前或舌尖部，分布孤立，发生病变时，疼痛一般比较局限，或仅有一个疼痛点；叶状乳头位于两侧舌后缘，患者多以舌根两边疼痛不适来诊；轮廓乳头位于舌后根部，呈人字形排列，发生病变时会出现充血水肿，会有疼痛刺激等不适感。王守儒教授经过长期临床观察发现，临床以叶状乳头炎和丝状乳头炎为多见。

王守儒教授治疗舌乳头炎时根据其临床症状不同进行辨证论治。心开窍于舌，心血上荣于舌，心阴上润于舌。舌尖充血疼痛，王教授多辨证为心火上炎，治以清心降火。"热之所过，其阴必伤"，阴血不足，则出现舌乳头萎缩，舌背光滑无苔或少苔，辨证为阴虚内热，治以滋阴清热为主。不通则痛，舌部肿胀疼痛，舌乳头色紫暗，辨证为气滞血瘀，治以活血化瘀。另外，根据患者具体症状进行辨证加减。王教授根据证型不同进行配方选药。心火上炎证以导赤散加减。心火扰神者，可加栀子、酸枣仁、柏子仁、远志等清心安神。阴虚内热证治以知柏地黄汤加减，重在滋补肝肾之阴以滋阴降火。气滞血瘀证治以桃红四物汤合逍遥散加减，以活血理气，气为血之帅，气行则血行。临证灵活配方，方可取得良好效果。

【典型医案】

病例 1　田某，女，59 岁，2016 年 6 月 14 日初诊。

[主诉] 两侧舌根疼痛半年。

[病史] 患者半年来两侧舌根疼痛，头晕目眩，五心烦热，咽干口渴，唇舌干燥。既往高血压病史 10 年，慢性胃炎 2 年。

[现症] 患者精神可，面色无华，发病以来饮食尚可，眠差，咽干口渴，

唇舌干燥，二便可，经常伸舌自检。检查：两侧舌根叶状乳头轻度充血水肿，舌淡红，苔薄黄，脉细数。

问题

（1）患者舌根两侧疼痛，考虑为何种病？

（2）患者头晕目眩，五心烦热，咽干口渴，唇舌干燥，辨为何证？

[治疗过程]

初诊：2016年6月14日。知母20g，黄柏20g，熟地黄24g，山萸肉20g，山药20g，泽泻10g，茯苓20g，牡丹皮10g，柴胡15g，甘草6g。7剂，每日1剂，水煎服，早晚分服。医嘱：忌食辛辣食物，畅情志。

二诊：2016年6月21日。患者服上方后无不适，左侧舌根疼痛感减轻，右侧叶状乳头仍有刺激痛，自觉舌前部发热，有灼伤感，口干明显，舌质红，脉沉细。处理：上方加北沙参30g、生地黄20g、麦冬12g、地骨皮10g。7剂，日1剂，水煎服。

三诊：2016年6月29日。患者服药后，叶状乳头炎疼痛缓解，舌前发热灼烧感较前明显减轻，舌质淡，苔薄白，脉沉。处理：上方去地骨皮，改为北沙参20g、生地黄12g、麦冬10g。7剂，日1剂，水煎服，以巩固治疗。

问题

（3）处方中选用的主方是什么？如何理解处方配伍？

（4）二诊中为何又加北沙参、生地黄、麦冬、地骨皮？

（5）三诊中处方加减意义是什么？

病例2 牛某，女，30岁，2015年1月21日初诊。

[主诉] 舌部不适感4个多月。

[病史] 患者近4个月无明显原因感觉舌两侧近根部疼痛不适，未经正规治疗，遂来诊。近2个月月经延后，量少，有血块，腰酸，腹痛，两侧头痛。有溃疡性结肠炎病史，否认其他系统性疾病史。

［现症］患者精神可，舌淡无味，左侧舌缘疼痛，右舌边痒，无疼痛感。发病以来饮食可，眠可，二便调，情绪易烦躁。检查：左侧叶状乳头充血肿胀，疼痛明显，舌质暗红，舌苔白腻，脉沉。

问题

（1）患者舌两侧疼痛，为哪一脏腑发病？

（2）患者两侧头痛，为哪一经发病？引经药是什么？

（3）根据患者临床症状，做出诊断及中医辨证。

［治疗过程］

初诊：2015 年 1 月 21 日。太子参 30g，炒白术 10g，茯苓 30g，当归 15g，赤芍 10g，牡丹皮 10g，竹叶 10g，焦栀子 10g，黄芩 10g，焦三仙各 10g，甘草 6g，柴胡 10g，炒白芍 12g，薄荷 10g，丹参 30g，炒桃仁 10g，红花 12g，怀牛膝 20g，香附 10g，金银花 30g，龙胆草 6g。7 剂，每日 1 剂，水煎服，早晚分服。

舒肝解郁胶囊 2 粒 / 次，2 次 / 日，口服。医嘱：慎食辛辣食物，畅情志。

二诊：2015 年 1 月 28 日。患者服药后，左侧叶状乳头充血减轻，仍肿，疼痛不明显，有溃疡性结肠炎病史，服药后腹泻，近日上唇内侧出现一溃疡，疼痛明显，苔薄白，脉弱。时有腹痛，月经延后 1 个月。处理：上方去竹叶、焦栀子、黄芩、薄荷、金银花，怀牛膝改为川牛膝 10g，加制乳没各 10g、续断 20g、淫羊藿 12g、益母草 30g，20 剂，日 1 剂。续服舒肝解郁胶囊。

三诊：2015 年 2 月 17 日。患者服药后，双侧叶状乳头无明显异常，基本恢复正常，不红肿，无疼痛。2 月 2 日，月经来潮，较前量多，腹部及腰部疼痛，舌体胖大，脉可。近期无明显诱因出现头胀痛。处理：上方去益母草、续断、制乳没，加川芎 10g、天麻 12g、钩藤 20g、石决明 30g，20 剂，日 1 剂。续服舒肝解郁胶囊。

四诊：2015 年 3 月 1 日。患者自述舌根部症状减轻，舌两缘无不适，经期腰腹痛较前减轻，量一般，有血块，头痛较前减轻。巩固治疗。处理：上方去天麻、钩藤、石决明、川芎,加柴胡 10g、炒白芍 10g、香附 12g、炒桃仁 10g、红花 15g、益母草 30g、续断 12g、菟丝子 10g,金银花改为 20g,7 剂,日 1 剂。续服舒肝解郁胶囊。

问题

(4)处方中选用的主方是什么?

(5)二诊中加减变化意义是什么?

(6)三诊中加入川芎、天麻、钩藤、石决明有什么意义?

【问题解析】

病例 1

(1)舌根两侧为叶状乳头分布区,舌根两侧疼痛,考虑诊断为叶状乳头炎。

(2)辨证为阴虚内热型。阴虚伤津,阴液亏损,阴不制阳,故出现五心烦热、咽干口渴、唇舌干燥等。

(3)知柏地黄汤加减。知柏地黄汤为知柏地黄丸的汤剂,知柏地黄丸出自《医方考》,又名六味地黄丸加黄柏知母方。方中知母清热泻火不燥,黄柏清热泻火燥湿;熟地黄滋阴补肾,填精益髓,山茱萸补养肝肾,山药补益脾阴,三药合用,肾肝脾三阴并补;柴胡性善条达肝气,疏肝解郁,茯苓、泽泻淡渗祛湿,牡丹皮凉血清热,甘草调和诸药。诸药合用,共奏滋阴清热燥湿之功。

(4)患者叶状乳头疼痛感减轻,口干明显,遂加北沙参、生地黄、麦冬;自觉舌前部有灼烧感,故加地骨皮凉血除蒸,治阴虚发热。

(5)患者灼烧感减轻,故去地骨皮,叶状乳头不适症状缓解,故减北沙参、生地黄、麦冬等用量,续服 7 剂,以巩固治疗。

病例 2

(1)舌两侧多反映肝胆病变,患者舌两侧根部疼痛不适,考虑病发肝胆。

（2）太阳经头痛多在后脑，下连于项；阳明经头痛多在前额或眉棱；厥阴头痛多在颠顶，或连于目；少阳经头痛多在头两侧，连及耳部。本案患者头两侧痛，为少阳经病变，少阳经头痛引经药为柴胡、黄芩、川芎。

（3）诊断：①叶状乳头炎。②头痛。③月经后期。中医辨证：气滞血瘀，肝胆火旺。

（4）桃红四物汤合龙胆泻肝汤加减。

（5）患者服药后叶状乳头充血疼痛症状减轻，故去竹叶、栀子、黄芩、薄荷、金银花等清热药；口腔内新发一溃疡，加制乳没以活血化瘀止痛、消肿生肌；患者月经延后一月，加益母草活血通经，怀牛膝偏于补肝肾、强筋骨，川牛膝长于活血通经，改怀牛膝为川牛膝以增加活血通经之效；腰为肾之府，患者腰腹痛，故加续断、淫羊藿以补益肝肾。

（6）患者叶状乳头炎症状好转，近日头胀痛不适，故加川芎、天麻、钩藤、石决明以平抑肝阳，祛风止痛。

【学习小结】

舌乳头炎临床以叶状乳头炎较多见，这两个病例均较为典型。叶状乳头分布于舌根两侧，为肝所主。从以上病案可以看出，王教授治疗叶状乳头炎时除对症治疗外，还善用疏肝理气的药物，如柴胡、白芍等。病例1辨证为阴虚内热，王教授以知柏地黄汤为主方，同时加入疏肝理气之柴胡。病例2辨证为气滞血瘀，肝胆火旺，治以龙胆泻肝汤和桃红四物汤加减。王教授对叶状乳头炎除药物治疗外，同时给予心理疏导，取得了良好效果。

【课后拓展】

1.熟悉《内经》中有关舌与脏腑理论。

2.熟悉舌背四种舌乳头的分布及病变情况。

3.学习西医学对本病的认识、研究和进展。

4.通过对本病的学习，写出学习心悟。

5.参考阅读

（1）王守儒，霍勤．五官病学［M］．北京：人民军医出版社，2006.

（2）王永钦．中医耳鼻咽喉口腔科学［M］．北京：人民卫生出版社，2001.

（3）徐治鸿．中西医结合口腔黏膜病学［M］．北京：人民卫生出版社，2001.

五、萎缩性舌炎

萎缩性舌炎是指由多种疾病引起的舌乳头慢性萎缩性炎症。本病除舌乳头萎缩消失外，舌上皮全层及舌肌都可萎缩变薄，全舌红绛，光滑如镜面，故又称为光滑舌或镜面舌。在萎缩过程中，首先为丝状乳头的缩短，继之为菌状乳头，病情继续发展，最终可导致全舌乳头完全消失。该病以40岁以上女性多见，大多数患者有轻微舌体麻木、灼痛、进刺激性食物疼痛、唾液减少及口干等症状。本病萎缩样损害不是一种独立的疾病，而是一些全身疾病或局部疾病在舌部的表现。本病与中医学"镜面舌""舌萎""光滑舌"相类似。

【辨治思路】

西医对本病常用叶酸、维生素B族、肾上腺皮质激素等治疗，疗效不显著且易复发。王守儒教授认为本病病位在心脾，病机为心脾两虚、气阴两伤、阴虚火旺。

王守儒教授根据《内经》心气通于舌、心开窍于舌、脾气通于口、脾开窍于口的理论辨证。脾胃为后天之本、气血生化之源，脾胃虚弱，则水谷精微的吸收和输布发生障碍，气血生化不足，舌失濡养则舌干缺津；又阴血不足，心失所养，心阴亏虚，虚火内生，上灼口舌；且病久耗气伤阴更甚，气阴不足，舌失濡养而致舌质红绛而干燥，甚者发生龟裂。因此，王教授认为本病病位在心脾，病机为心脾两虚、气阴两伤、阴虚火旺。治疗上，王教授强调"补气健脾，甘寒养阴，清心降火"，用药柔和，注重固护胃气，使用少量反佐药不使大队寒凉药伤胃。

【典型医案】

病例1　李某，女，74岁，2015年4月7日初诊。

［主诉］舌光无苔8年，加重2年。

［病史］患者8年前无诱因出现舌背少苔，未引起重视，近2年加重，曾于当地医院治疗，效不佳，遂来诊。平素易烧心、泛酸，二便调。

［现症］患者消瘦，舌背光红无苔，口干，食干硬物需饮水才可下咽，舌质红，脉细弱。查胃镜示：多处点状陈旧性出血，Hp（＋）。

> 问题
>
> （1）舌苔剥脱的临床意义是什么？
>
> （2）何为舌之胃气？
>
> （3）患者舌光红无苔的病机分析是什么？

［治疗过程］

初诊：2015年4月7日。太子参30g，炒白术10g，茯苓20g，当归15g，赤芍10g，牡丹皮10g，竹叶10g，焦栀子10g，金钗石斛12g，玉竹10g，焦三仙各10g，甘草6g，北沙参12g，生地黄10g，麦冬10g，黄精10g，陈皮10g，清半夏10g，煅瓦楞30g，海螵蛸15g。7剂，每日1剂，水煎服，早晚分服。阿莫西林胶囊、克拉霉素胶囊、奥美拉唑、枸橼酸铋剂。医嘱：忌生冷辛辣食物，注意休息。

二诊：2015年4月15日。患者服药后仍觉口干，舌红减轻，无唾液，时觉烧心，但较前减轻，舌质稍红，无苔，脉弦细。处理：上方调整药量为石斛15g、玉竹12g、北沙参30g、麦冬12g、黄精12g，去半夏、瓦楞、海螵蛸。7剂，水煎服。

三诊：2015年5月6日。舌背新生舌苔，舌背大部分有舌苔覆盖，舌质不红，疼痛不甚，口干明显减轻，近日矢气多。处理：上方去黄精、麦冬，加枳壳10g、枸杞子10g、制首乌20g。7剂，水煎服，巩固治疗。

问题

（4）处方中选用的主方是什么？

（5）处方中为何加入煅瓦楞、海螵蛸？

（6）三诊中为何加枳壳？

病例2　崔某，女，29岁，2015年10月13日初诊。

［主诉］舌痛、口干伴牙龈出血1年。

［病史］患者近1年舌面无苔，食刺激性食物时疼痛明显增加，口干疼，牙龈晨起出少量鲜血。在当地诊所治疗，诊断为"舌炎"，给予抗生素、中成药（具体用药不详）等治疗，效果不佳。平素口干，近来明显加重，遂来诊。患者既往有慢性胃炎病史。辅助检查：Hp阳性。

［现症］患者精神可，发病以来纳差，体倦乏力，口渴，饮水较多，大便干。检查：口腔卫生差，色素较多，结石Ⅱ°，牙龈红肿，口臭明显，口腔黏膜稍红，口内津液较少，舌尖红，舌面光滑无苔，脉沉细数。

问题

（1）患者素有慢性胃炎病史与口干的关系是什么？

（2）患者口腔黏膜红、牙龈红肿的原因是什么？

（3）患者口渴、饮水多的病机分析是什么？

［治疗过程］

初诊：2015年10月13日。太子参30g，炒白术10g，茯苓20g，当归15g，赤芍10g，牡丹皮10g，焦栀子10g，石斛12g，玉竹10g，焦三仙各10g，何首乌12g，熟地黄12g，小蓟30g，黄芪30g，麦冬10g，黄芩12g。7剂，每日1剂，水煎服，早晚分服。阿莫西林胶囊、克拉霉素胶囊、奥美拉唑、枸橼酸铋剂。

全口超声波洁治，含漱液漱口。医嘱：慎服辛辣凉物。

二诊：2015年10月20日。患者服上方后牙龈出血减少，舌痛症状明显减轻，在吃辛辣食物时舌部有轻微疼痛，口干缓解不明显。检查：舌部有少量舌苔生长，牙龈色稍红，较前明显减轻。处理：上方去小蓟，加黄精10g、玄参12g、生地黄15g。7剂，水煎服。

三诊：2015年10月27日。患者服上方后症状明显减轻，舌尖粉红，口干明显减轻，舌苔基本正常，服药期间全身无明显不适，纳可，体倦基本消失。处理：效不更方，14剂继服，水煎服，以巩固治疗。

问题

（4）处方中选用的主方是什么？如何理解处方配伍？

（5）二诊中为何去小蓟，加黄精、玄参、生地黄？

【问题解析】

病例1

（1）舌苔剥脱的临床意义是胃气不足，胃阴枯竭或气血亏虚。

（2）舌苔是否有根可提示胃气的盛衰。有根苔表示胃气充足，无根苔提示胃气衰败，是无胃气的征象。

（3）舌红苔剥多为阴虚，舌苔的有无可测知胃气、胃阴的存亡。舌光红无苔提示胃的气阴不足。

（4）四君子汤合沙参麦冬汤加减。

（5）患者平素烧心、泛酸，海螵蛸与瓦楞子均可制酸止痛，二者同用可治疗胃脘痛、胃酸过多之烧心、泛酸。

（6）患者近日矢气多，加枳壳以宽中下气，缓解矢气多症状。

病例2

（1）患者原有慢性胃炎病史，使摄纳不足而气虚，气虚不能生津，致阴液亏虚，津液无以上承而口干、口内少津。

（2）患者平素气虚，致气阴两虚，阴虚生热则出现口腔黏膜红、牙龈红肿出血等症状。

（3）患者阴虚内热，耗伤津液，阴液亏少；气虚致气化不利，津液输布障碍，津液不能上承于口而见口渴多饮。

（4）参苓白术散合沙参麦冬汤加减。病机为气阴两伤兼有血热，故以太子参、炒白术、茯苓、黄芪健脾益气，石斛、玉竹、麦冬养阴生津，何首乌、熟地黄、当归、赤芍、牡丹皮养血凉血祛瘀，焦栀子、黄芪清热解毒，小蓟凉血止血。全方共奏益气养阴、清热凉血之功。

（5）牙龈出血已止，故去小蓟；加黄精、玄参、生地黄是加强益气健脾养阴之效，以缓解口干不适。

【学习小结】

王守儒教授根据《内经》心气通于舌、心开窍于舌、脾气通于口、脾开窍于口的理论，认为该病病位在心脾，病机为心脾两虚、气阴两伤、阴虚火旺。治疗上王守儒教授强调补气健脾，甘寒养阴，清心降火。王教授善补脾胃后天，以四君子汤为基础方加减，临证灵活配伍，取得了良好效果。

【课后拓展】

1.熟读《内经》中的有关舌与脏腑理论。

2.查阅"脾胃为后天之本"的出处，如何理解？

3.学习西医学对本病的认识、研究和进展。

4.通过对本病的学习，写出学习心悟。

5.参考阅读

（1）王守儒，霍勤.五官病学［M］.北京：人民军医出版社，2006.

（2）王永钦.中医耳鼻咽喉口腔科学［M］.北京：人民卫生出版社，2001.

（3）徐治鸿.中西医结合口腔黏膜病学［M］.北京：人民卫生出版社，2001.

（4）孟红军.王守儒教授治疗萎缩性舌炎临床经验［J］.亚太传统医药，2015，11（4）：73-74.

（5）王静.舌炎方治疗萎缩性舌炎气阴两虚证临床研究［J］.河南中医，2017，37（5）：827-829.

（6）陈自雅.萎缩性舌炎中医研究进展［J］.辽宁中医药大学学报，2014，16（11）：201-203.

六、舌味觉异常

味觉异常是指在某些局部和全身因素的作用下，味蕾感觉功能或神经传导系统发生障碍，使人在服用药物、饮料或饮食时，口舌感觉的味道（主观味道）发生异常改变。临床常见有口苦、口淡、口酸、口辣、口甜、口咸、口臭、口涩及口香等，也可表现为进食无味、味觉减退或味觉完全丧失。中医学文献中没有相关病名，但根据临床症状的不同，分别归属于"口苦""口淡""口酸""口辣""口甜""口咸""口臭""口涩"及"口香"等病证。根据本病的临床特点，将其归属于西医学的口腔感觉异常病范畴。

【辨治思路】

王守儒教授认为，口舌味觉异常与脏腑功能失调关系密切，尤其是心与脾。《灵枢·脉度》曰："心气通于舌，心和则舌能知五味矣……脾气通于口，脾和则口能知五谷矣。"若脏腑功能失调，就会出现味觉的异常。中医学理论还认为，肝主酸、脾主甜、肺主辛、心主苦、肾主咸，所以不同脏腑的功能失调就会出现不同的味觉异常，临床可根据味觉的异常变化进行辨证论治。西医治疗本病没有特效药物，一般注重两方面：首先考虑全身治疗其原发病，如补充维生素（B_1、B_{12}）和微量元素（锌）以纠正营养缺乏，积极治疗感染及全身疾病等；其次注意局部治疗，即漱口水含漱，保持口腔卫生良好。

王教授根据本病临床特点，将其总结为以下几个证型。

1. 口苦

（1）肝胆火旺证　症见口苦咽干，头晕目眩，胸胁胀满，纳差食少，食后脘腹胀满，心烦易怒，大便不爽，小便黄，舌质暗红，苔黄厚腻，脉沉弦滑数有力。治法：清肝利胆，化湿和胃。方药：龙胆泻肝汤加减。

（2）心火上炎证　症见口苦口干，心中烦热，口舌生疮，小便短赤，舌质红，苔薄黄，脉细数。治法：清心泻火，养阴除烦。方药：导赤散加减。

2. 口酸

（1）肝郁气滞证　症见口酸咽干，胸胁满闷，脘腹作痛，心烦呕恶，舌质淡白，苔薄黄，脉弦数。治法：疏肝理气，清热和胃。方药：小柴胡汤与保和丸加减。

（2）肝气犯胃证　症见口酸口黏，纳差食滞，胃脘满闷，噫气嗳腐，大便不畅，舌质淡白，苔黄腻，脉弦滑。治法：疏肝理气，消积和胃。方药：大柴胡汤合保和丸加减。

3. 口甘（甜）

（1）湿热阻滞中焦证　症见口甜口黏，倦怠乏力，精神萎靡，胸闷纳呆，脘腹胀满，便秘或大便不爽，舌质红，苔厚腻，脉滑数或濡滑。治法：宣化畅中，清利湿热。方药：三仁汤加减。

（2）脾胃气阴亏虚证　症见久病不愈，或年老体弱，口甜食少，倦怠乏力，面无光泽，口唇干燥，大便干，舌质红绛，苔薄或无苔，脉细弱或数。治法：益气养阴，生津润燥。方药：四君子汤合一贯煎加减。

4. 口咸

（1）肾水上犯证　症见口咸不适，畏寒肢冷，心悸气短，少寐易醒，饮食欠佳，二便尚可，舌质胖嫩淡白，边有齿痕，苔白滑，脉沉迟无力。治法：温阳补肾，利水化瘀。方药：金匮肾气丸与参苓白术散加减。

（2）肾阴亏虚证　症见口咸不适，口燥咽干，头晕目眩，腰膝酸软，五心烦热，潮热盗汗，舌红苔少，脉细数。治法：滋补肾水。方药：六味地黄汤加减。

（3）寒湿困脾证　症见口咸不适，恶心欲呕，不思饮食，面色黄晦，舌质淡白胖大，舌苔白腻，脉濡缓。治法：温中化湿。方药：胃苓汤加减。

5. 口（辛）辣

（1）肺热壅盛证　症见口味辛辣，时伴腥臭，口鼻干燥，牙龈肿痛，纳差，眠少，大便不爽，或有胸胁疼痛，舌质红，舌苔厚腻而黄，脉滑数。治法：泻肺清热，滋阴和中。方药：养阴清肺汤合保和丸加减。

（2）胃中火盛证　症见口辣不适，口舌干燥，消谷善饥，胃脘灼热，齿龈肿痛，大便燥结，舌质红，苔黄腻，脉滑数。治法：清胃泻火。方药：清胃散合保和丸加减。

6. 口淡

（1）外感风寒证　症见口淡无味，恶寒发热，头痛身困，肌肉酸痛，舌质淡白，苔薄白，脉浮紧。治法：辛温解表，疏风散寒。方药：荆防败毒散加减。

（2）湿困脾胃证　症见口淡无味，食欲不振，胸闷腹胀，腹痛腹泻，畏寒肢冷，大便溏薄，舌质淡红，苔白滑，脉紧。治法：温中散寒，理气化湿。方药：温脾汤合平胃散加减。

（3）脾胃气虚证　症见口淡无味，食少纳呆，食后脘腹胀满，身困乏力，舌质色淡，舌苔薄白，脉沉细弱无力。治法：益气健脾，和胃消导。方药：补中益气汤与保和丸加减。

7. 口臭　食滞中焦，胃火熏蒸证。症见口臭，嗳气酸腐，脘腹胀满，得食愈甚，大便干结，小便黄赤，心烦眠少，舌质红，苔黄厚腻，脉滑数有力。治法：消食和胃，导滞清热。方药：保和丸加减。

8. 口香　肝脾不调证。症见口中常觉有气体自咽部上冲，嗳气而出，口香无味，胸胁满闷，脘腹撑胀，时有心悸失眠，喜食酸物，性情急躁，大便溏而不爽，舌质淡红，舌苔白腻，脉沉弦。治法：疏肝理气，健脾和胃。方药：小柴胡汤、平胃散合保和丸加减。

9. 口涩　燥热伤津，口舌失养，瘀血阻络证。症见口中干涩，鼻干冒热，两眼干涩，纳差食少，大便干结，数日一行，小便涩而不利，色黄，舌质红，舌苔薄黄，干燥缺津，脉细涩。治法：清热生津，补脾和胃，凉血化瘀。方药：四君子汤、麦门冬汤合保和丸加减。

10. 口腻　脾胃不和，升降失和，湿热蕴结，浊气上犯证。症见口中黏腻，胸闷纳呆，脘腹胀满，大便不爽，舌质红，苔厚腻，脉滑数。治法：健脾和胃，清利湿热。方药：香砂六君子汤合保和丸加减。

11. 口味消失 心脾两虚，气血双亏证。症见口不辨味，面色萎黄，心悸健忘，失眠多梦，纳差食少，大便溏薄，舌淡苔白，脉细数。治法：益气健脾，补血养心。方药：归脾汤加减。

临证加减如下：脾虚便溏腹胀者加炒山药、薏苡仁、木香、砂仁；口舌脉络瘀阻、色暗红者加牡丹皮、赤芍、桃仁、红花、丹参、郁金；嗳气吞酸者加柴胡、半夏、煅瓦楞等；口干舌红少津者加石斛、玉竹、麦冬、沙参、生地黄；胃纳不香者加厚朴、藿香、白术、鸡内金、焦三仙；口舌生疮疼痛者加制乳没、栀子、竹叶、黄连、金银花、连翘、石膏等。

王教授治疗本病时，利用中医学整体观念和辨证论治思维，结合西医学局部治疗或治疗原发病，中西医结合，取长补短。王教授认为本病好发于更年期女性，常因情志不舒、肝失疏泄致肝郁脾虚，或平素易怒、肝火过旺致肝胆湿热、上蒸下注而发病。因此，王教授治疗更年期患者皆以治肝为大法，并贯穿始终，或疏肝理气、益气健脾，或清肝利胆、清利湿热。对于本病的调护，首先要注意调节情志，保持心情愉快，其次要戒烟酒及辛辣刺激性食物，饮食宜清淡，营养要均衡，并避免使用对味觉功能有影响的药物。平时应注意口腔保健，保持口腔卫生。本病的治疗是一个慢性过程，患者应该树立良好的心态，遵医嘱，不可心急，以免影响疗效。

【典型医案】

病例1 张某，男，42岁，2015年7月23日初诊。

［主诉］口苦2年，加重1个月。

［病史］患者近2年来出现口苦咽干，口内黏腻不爽，时有胸胁胀满不舒，头晕目赤，视物昏花，曾于当地诊所就诊，给予"清肝利胆片""黄连上清片"等治疗，效不佳，今来诊。患者诉近年来提升为干部，平素饮酒、进食肥甘厚味较多，熬夜频繁。既往体健，无肝炎、结核等传染病病史，无糖尿病、高血压等慢性病病史。

［现症］患者肥胖，一般情况可，口苦，口咽干燥，口内黏腻不爽，纳呆食少，泛恶欲吐，脘腹胀满不舒，大便干，小便短赤涩痛，眠可。检查：口

唇暗红，舌体活动自如，口内黏膜无明显异常，牙列整齐，口腔卫生差，牙结石Ⅱ°，下前牙牙龈红肿，触之出血。舌红，苔黄腻，脉滑数。

> 问题
>
> （1）口苦形成的原因有哪些？多与哪些脏腑相关？
>
> （2）按照脏腑辨证，口苦、舌红、苔黄腻、脉滑数属哪个脏腑病证？属哪种证型？
>
> （3）此病证的治法、方药怎样选择？
>
> （4）此类患者如何宣教？

[治疗过程]

初诊：2015年7月23日。龙胆草6g，黄芩15g，栀子12g，泽泻12g，柴胡12g，车前子9g，陈皮12g，半夏9g，木香20g，砂仁2g，黄连15g，当归12g，生地黄12g，鸡内金10g，焦神曲10g，焦麦芽10g，焦山楂10g，甘草6g。7剂，每日1剂，水煎400mL，早晚温服。

西帕依固龈液每次10mL，3次/日，含漱。医嘱：保持口腔卫生良好，清淡饮食，忌食辛辣刺激性食物及肥甘厚味，戒烟酒，生活作息规律，勿熬夜。

二诊：2015年8月1日。患者服药平和，自诉口苦咽干症状有所缓解，脘腹胀满明显减轻，大便溏，日2～3次，无腹痛，舌淡，苔白稍腻，脉滑数。处理：上方去黄连、车前子、泽泻，加炒山药30g、薏苡仁30g，14剂，每日1剂，水煎400mL，早晚两次空腹温服。西帕依固龈液每次10mL，3次/日，含漱。医嘱同上。

三诊：2015年8月15日。患者服药平和，自诉口苦症状消失，纳可，二便调，余无明显不适。舌淡红，苔薄白，脉数。处理：停药。医嘱同上。

> 问题
>
> （5）处方中为什么使用当归、生地黄二药？用意何在？

病例 2 王某，女，42 岁，2015 年 5 月 8 日初诊。

[主诉] 口淡无味 2 年。

[病史] 患者 2 年前无明显诱因出现口淡无味，不思饮食，身体渐瘦，周身困重无力，先后到多家医院就诊，颅脑 CT 检查无异常，服用药物（具体不详）治疗效果不佳。曾于当地中医院诊为"虚劳"，口服多剂中草药（具体药物不详）治疗，疗效不佳，遂来诊。素日怕冷，肢凉，头晕。既往体健，无肝炎、结核等传染病病史，无糖尿病、高血压等慢性病病史。

[现症] 患者体格消瘦，视之精神一般，面色晦暗无泽，自诉口淡无味，纳呆，饮食不香，腹胀便溏，日 3 ~ 4 次，畏寒肢冷，白带量多。检查：口唇淡红，舌体活动自如，口内黏膜无明显异常，牙列整齐，牙龈淡红，无红肿出血。舌体胖，舌质淡红，苔白滑，脉沉细。

问题

（1）口淡主要与哪些脏腑有关？

（2）患者属哪个证型？

（3）本案治法、方药如何选取？

（4）此类患者日后应如何调养？

[治疗过程]

初诊：2015 年 5 月 8 日。太子参 30g，焦白术 10g，茯苓 30g，干姜 6g，附子 3g，当归 15g，赤芍 10g，苍术 10g，厚朴 10g，鸡内金 10g，焦神曲 10g，炒麦芽 10g，焦山楂 10g，甘草 6g。7 剂，每日 1 剂，水煎 400mL，早晚 2 次空腹温服。医嘱：对患者进行口腔卫生宣教，畅情志，避风寒，忌生冷食物。

二诊：2015 年 5 月 16 日。自诉服药后仍觉口淡，但食量较前稍有增加，腹胀减轻，便溏，日 2 次，余无其他不适。处理：上方去赤芍，加炒山药 30g、薏苡仁 30g、白扁豆 20g。14 剂，每日 1 剂，水煎 400mL，早晚 2 次空腹温服。医嘱：对患者进行口腔卫生宣教，畅情志，避风寒，忌生冷食物。

三诊：2015 年 6 月 2 日。患者服药平和，自诉服药后口淡明显减轻，纳知香味，食量增大，体重增加 3 斤，大便成形，日 1 次，肢冷症状明显缓解。处理：上方去附子、山药、白扁豆，14 剂继服巩固疗效，每日 1 剂，水煎400mL，早晚 2 次空腹温服。医嘱：对患者进行口腔卫生宣教，畅情志，避风寒，忌生冷食物。

问题

（5）初诊处方是由哪些方剂加减而成的？

【问题解析】

病例 1

（1）形成口苦常见原因有两种。其一为肝胆热盛。肝移热于胆，肝胆热盛，迫胆汁上溢于口而口苦。《灵枢·四时气》曰："胆液泄则口苦。"《素问·痿论》又曰："肝气热，则胆泄口苦筋膜干。"其二为心火上炎。苦为心之味，心火上炎，或心阴不足，虚火上炎，均可使口中泛苦。口苦的形成主要与肝、胆、心密切相关。

（2）按照脏腑辨证，口苦、舌红、苔黄腻、脉滑数属肝胆病证，为肝胆火旺证。

（3）口苦肝胆火旺证的治法为清肝利胆、化湿和胃；方药为龙胆泻肝汤加减。

（4）此类患者素日应注意清淡饮食，忌食辛辣刺激及肥甘厚味，戒除烟酒等不良嗜好，起居有常、勿熬夜，保持口腔卫生良好。加强宣教对治疗本病有很大影响。

（5）方中一众清利湿热药物导湿热从水道而去，肝为藏血之脏，体阴而用阳，若为实火所伤，阴血亦随之消耗，且方中之药以苦燥渗利伤阴之品居多，故用当归、生地黄养血滋阴，使邪去而阴血不伤。

病例 2

（1）口淡主要与脾胃有关，长久累及肾脏。

（2）患者属湿困脾胃证。

（3）本案治法为温中散寒、理气化湿；方药为温脾汤合平胃散加减。

（4）此类患者平日应保持心情愉悦，避风寒、注意保暖，忌食生冷油腻之品，保持口腔卫生良好。

（5）含温脾汤、平胃散、四君子汤、桃红四物汤。

【学习小结】

《灵枢·脉度》曰："脾气通于口，脾和则能知五谷矣。"王教授认为口腔感觉异常多为脾胃气虚，运化失职，加之病久不愈，气虚血瘀，舌络不和所致。治疗应以益气健脾、活血化瘀为主，并在此基础上随症加减。此外，脾胃为后天之本、气血生化之源，在日常生活中应时刻顾护脾胃之气。

【课后拓展】

1.本病的中医辨证分型有哪些？

2.《内经》中关于口苦的病因病机是如何描述的？

3.学习西医学对本病的认识、研究和进展。

4.通过对本病的学习，写出学习心悟。

5.参考阅读

（1）王守儒，霍勤.五官病学［M］.北京：人民军医出版社，2006.

（2）徐治鸿.中西医结合口腔黏膜病学［M］.北京：人民卫生出版社，2001.

（3）周仲瑛.中医内科学［M］.北京：中国中医药出版社，2007.

（4）白煜，白震宁，白宇宁，等.白兆芝辨治口味异常临证经验［J］.中国中医基础医学杂志，2013，19（5）：581–583.

（5）许小婷，张杭洲，丁虹.王守儒教授临证治疗口腔感觉异常验案2则［J］.中医研究 2016，29（7）：39–41.

（6）蒋健.郁证发微（三十二）——郁证味觉、舌觉异常论［J］.上海中医药杂志，2018，52（3）：15-20.

第七节　其他疾病

一、牙龈炎

牙龈炎是指由菌斑引起的发生在牙龈上的感染性疾病，是一种极为普遍的牙龈疾病，尤其是在儿童和青少年中患病率高。患牙龈炎时，牙龈的炎症一般局限在游离龈和龈乳头，严重时也可波及附着龈。患者常在刷牙或咬硬物时牙龈出血。根据中医学文献记载，本病当属"齿衄"范畴。

【辨治思路】

目前中医学对本病的辨证分型治疗尚未统一。王守儒教授认为，牙龈炎病位虽在牙龈，但与胃、脾、肾三脏关系密切。手足阳明大肠及胃二经连及上下齿龈，脾主运化，生精化血，上养齿龈。肾藏精、生髓、主骨，齿为骨之余，牙齿的生长发育与肾中精气有密切的关系。王守儒教授通过长期临床观察，认为牙龈炎的辨证治疗应分为肾阴亏虚、胃火上蒸、气血不足三型。临床上，需先对患者进行基础治疗，包括全口洁治、龈下刮治、局部冲洗上药等，然后进行全身治疗，包括抗生素治疗、对症治疗等，在以上治疗的同时，配合中医药治疗，可明显提高疗效，并能抑制西药的毒副作用。

【典型医案】

病例1　石某，女，25岁，工人，2014年7月21日初诊。

［主诉］牙龈出血1年多。

［病史］患者1年多以来出现不明原因的牙龈出血，后渐加重，见自发性出血，有时伴有牙龈肿痛，当时未予治疗，无特殊疾病可查。既往体健，否

认糖尿病、高血压等慢性病病史，以及肝炎、结核等传染病病史。

[现症] 患者一般情况好，牙龈龈缘、附着龈及龈乳头水肿、稍红，龈沟最深为 3mm，探之出血，龈上牙石少量，牙齿不松动，未见溢脓。发病以来口干不欲饮，咽干，口鼻内灼热感，月经提前 1 周，量多，手脚心热。舌稍红，苔薄白，脉沉细。实验室检查：阿司匹林耐量试验阳性，出血时间为 5min，血小板黏附试验 54%。辅助检查：曲面断层片示全口无明显牙槽骨吸收。

> 问题
>
> （1）结合患者临床体征，分析本病病位在哪脏？
>
> （2）分析本病的病因病机。
>
> （3）本病应采取何种治法？选药时应注意什么？

[治疗过程]

初诊：2014 年 7 月 21 日。当归 15g，赤芍 10g，生地黄 12g，川芎 8g，牡丹皮 10g，黄连 10g，栀子 10g，黄芩 10g，生石膏 10g，沙参 12g，麦冬 10g，天冬 10g，白花蛇舌草 15g。7 剂，水煎服，日 1 剂，早晚分服。

全口龈上超声波洁治，彻底去除牙面牙石及菌斑。

二诊：2014 年 7 月 28 日。患者自述牙龈出血症状消失，口干、鼻内灼热感减轻，仍时有五心烦热。检查：牙龈粉红，质韧，无红肿，探诊无出血，患者无不适。处理：上方 7 剂，水煎服，每 2 日 1 剂，早晚分服。嘱其连续服用知柏地黄丸半月，但不可长期服用。

三诊：2015 年 12 月 24 日。患者服上方后未及时复诊，今日复诊自述服药后 6 个多月，无复发。每感口干、鼻内灼热、牙龈水肿充血时，自服上方 3 ~ 5 剂，症状即可消失。

问题

（4）分析方中药物作用。

（5）二诊为何嘱其不可长期服用知柏地黄丸？

病例2 朱某，女，45岁，2014年3月24日初诊。

［主诉］牙龈出血2个月，加重1周。

［病史］患者两个月前无明显诱因出现刷牙时牙龈出血，后渐加重，见自发性出血，自觉口臭明显，曾于当地医院输液治疗（具体用药不详），出血症状缓解，仍时有出血，一周前因连续吃火锅牙龈出血症状加重，今来诊。否认高血压、糖尿病等全身病史。

［现症］患者一般情况好，发病以来饮食可，眠可，齿浮无力，口臭便秘，喜冷饮。检查：口腔卫生较差，牙面见较多牙石及软垢堆积，口气明显。全口牙龈红肿光亮，质地松软，轻触出血，淋漓不止，未见明显附着丧失。舌红，苔黄，脉洪实。

问题

（1）结合患者症状，分析本病的病因病机。

（2）分析患者齿浮无力的原因。

［治疗过程］

初诊：2014年3月24日。生地黄10g，侧柏炭10g，金银花炭10g，赤芍10g，玉泉散30g，黄连3g，知母10g，牡丹皮6g，当归10g，升麻3g。7剂，水煎服，日1剂，连续服用5天。

全口龈上超声波洁治，彻底去除牙面牙石及菌斑。外用漱口方，涂布消肿散，每4小时1次。

二诊：2014年3月31日。牙龈出血已止，二便调，唯感齿浮无力。检查：牙龈无红肿，探诊无出血。处理：按前方加减，去玉泉散、侧柏炭、知母，加枸杞子15g、地骨皮10g、山药30g，连续服用1周，外用含漱散漱口。

三诊：2014年4月8日。齿浮感觉好转。处理：上方继服，每2日1剂，外用含漱散漱口。

四诊：2014年5月1日。齿浮感缓解。处理：服六味地黄丸，以善其后。再次进行口腔卫生宣教，嘱定期洁治。

> 问题
>
> （3）方中加当归、升麻的意义何在？
> （4）二诊用药加减的目的是什么？
> （5）请总结出本病的治疗思路。

【问题解析】

病例1

（1）患者月经提前，手脚心热，多为肾阴虚的表现，又齿属足少阴肾经，故本病病位在肾。

（2）患者牙龈出血，时有牙龈肿痛，症见口干咽干，手脚心热，可知本病为阴虚内热所致。阴液亏虚，阴不制阳，齿龈失于滋养，虚热内生，则见齿龈出血、肿痛；阴液缺乏，不能上承则口干不欲饮、咽干；阴虚火旺则口鼻内灼热，月经提前、量多，手脚心热；舌苔薄白、质稍红、脉沉细均为阴虚内热之征。

（3）本病辨证属阴虚内热，治宜养阴清热。选药时应注意，养阴不可滋腻，清热不宜太过，以免伐伤正气。

（4）方中沙参、生地黄、麦冬、天冬养阴清热，壮水生津；当归、赤芍、川芎养血活血；牡丹皮、黄连、栀子、黄芩、生石膏、白花蛇舌草共奏清热消肿之效。

（5）知柏地黄丸滋阴清热，用于阴虚火旺、潮热盗汗、五心烦热，但是其中的知母和黄柏性味寒凉，久服伤脾胃阳气，造成脾胃受损，因此不可长期服用。

病例 2

（1）患者牙龈出血，口臭便秘，舌红苔黄，脉洪实，均为阳明火盛之象。阳明火盛，迫血妄行，齿龈络脉受损，则见牙龈出血不止。火热炽盛，上炎于口，则见口臭，积热内蕴，耗伤阴液，则见便秘。

（2）其一，患者女性，45岁，处于六七之期，三阳脉衰于上，面皆焦，发始白，整个身体功能处于下降阶段，阳气不足，温煦失职，不能温养骨骼，齿为骨之余，则见齿浮无力。其二，热毒攻口，龈肉肿胀失固，亦见齿浮无力。

（3）全方止血、凉血、清热，用药偏寒凉，配伍当归这一温药，防止寒凉太过而损伤脾胃，又能补血调血，配伍升麻既能清热解毒，又可升举阳气，引药上行，更好地达到治疗目的。

（4）患者二诊时出血已止，大热之象已去，则去止血之侧柏炭、清热之玉泉散、寒凉之知母，防止用药太过伐伤正气。患者唯感齿浮无力，加地骨皮以清虚热，入肝肾经，加枸杞、山药以滋补脾肾而固齿。

（5）本病初起实热明显，出血淋漓不止，急则治其标，首先凉血止血，患者属阳明火盛，治以清热泻火为主，热象祛后，再求其本，健脾补肾固齿，以善其后。

【学习小结】

牙龈炎的急性期及急性发作，出现牙龈红肿疼痛、出血鲜红量多、溢脓、口臭等症状，多为胃火上蒸，应清胃泻火、凉血止血、消肿止痛，多用清胃散加减。牙龈炎的慢性期应根据临床表现进行辨证论治，多为脾气虚弱、肾阴亏虚及气血不足三型。脾气虚弱治以补脾健胃、养血止血，多用四君子汤加味；肾阴亏虚治以滋阴补肾、清火固齿，多用知柏地黄丸加味；气血不足治以补益气血、养龈健齿，多用八珍汤加味。

从临床实践看，西医的局部治疗，尤其是用药前的基础治疗（如龈上、龈下刮治及根面平整等）在本病的治疗中占有非常重要的地位。如果不做基础治疗，则后续各种用药无效。在全身治疗方面，中医辨证论治，用药灵活，疗效显著，更具优势，在局部治疗和手术治疗方面，西医更胜一筹。中西医结合治疗可取长补短。局部治疗与整体治疗相结合：局部治疗可去除病因，迅速改善症状；全身治疗可整体调节、巩固疗效、终止发展和稳定病情。辨病与辨证相结合：比如根据急性牙周炎发作时炎症反应较重的特点，在辨证治疗的同时重用一些抗炎消肿作用的中药，如金银花、蒲公英、紫花地丁、连翘、赤芍、牡丹皮等；再比如慢性牙龈炎出现牙齿松动、牙槽骨吸收的病理变化时，加入一些能抑制牙槽骨吸收、促进新骨生长的中药，如骨碎补、丹参、枸杞子等。辨病与辨证相结合可迅速改善症状和提高疗效。此外，症状控制后的口腔卫生保健及护理非常重要，可预防疾病的复发和加重。

【课后拓展】

1.《明医杂著》载"牙床肿痛，齿痛摇动……此属阳明经湿热"，如何理解？查阅"血从齿缝牙龈中出者，名为齿衄""牙缝出血，阳明胃经实火上攻而出也"的文献出处，如何理解？

2.学习西医学对本病的认识、研究和进展。

3.通过对本病的学习，写出学习心悟。

4.参考阅读

（1）王守儒，霍勤.五官病学［M］.北京：人民军医出版社，2006.

（2）王永钦.中医耳鼻咽喉口腔科学［M］.北京：人民卫生出版社，2001.

（3）徐治鸿.中西医结合口腔黏膜病学［M］.北京：人民卫生出版社，2001.

（4）黄再光.浅论牙衄、牙宣的中医辨证论治［J］.新疆中医药，2003，21（2）：7-8.

（5）吴佩纯，吴晓平.知柏地黄汤加减治疗妊娠期牙龈炎的临床疗效分析［J］.北方药学，2015，12（12）：31.

二、牙周炎

牙周炎是由菌斑微生物引起的牙周组织的慢性进行性、破坏性、感染性疾病。本病临床特征为牙龈萎缩、红肿出血溢脓，牙周袋形成，牙根暴露，牙间隙增宽，牙槽骨吸收，咀嚼无力，最终导致牙齿移位、松动及脱落。其病理变化为牙周袋形成、炎症、进行性的附着丧失和牙槽骨吸收。本病还可以诱发许多其他系统的疾病，如风湿、抑郁症、心脏病、血液病等，是成年人牙齿缺失的主要原因之一。

本病早期自觉症状不明显，往往不易被患者发觉和重视，错过早期治疗的机会。晚期牙齿松动脱落，直接影响咀嚼功能，此时治疗已晚。由于本病发病率高，病程长，治愈率低，对健康危害严重，故为世界各国口腔专家公认的常见难治性疾病。中医学文献中虽无牙周炎这一病名，但对其证候却早已有了认识。根据其症状和体征，可归属于中医学"牙宣""齿龃""齿动""齿挺"等范围。

【辨治思路】

王守儒教授认为牙周炎多见于中老年人，正气不足是本病的主要病因，其中主要责之于脾胃虚损、肝肾亏耗、气血不足，而外邪侵袭是牙周病的外在病因。脾胃乃后天之本、气血生化之源。脾胃虚损，则生化乏源，气血不足，脉络空虚，不能上输精微于齿根，根失养，则易为外邪所侵，牙齿消缩退腐而发生牙周病。人到老年，正气亏虚，肾中精气不足，肾精不能上达，齿失濡养。肾阴亏虚，阴虚火旺，虚火上炎于根龈，久则牙齿动摇、根露。肝主疏泄，肝胆气衰，疏泄不利，加之易伤七情，性情抑郁，气机郁结而导致血行障碍，引起齿根疼痛，牙龈萎缩，出现牙齿摇动、脱落，咀嚼功能丧失。同时又感受风寒、火热之邪，郁于局部而不能宣散，血热瘀结形成局部损伤，导致牙肉腐颓削缩，牙根宣露在外，牙齿缺乏依附，此病乃发。

王守儒教授认为本病在治疗上强调"异病同治""同病异治"，祛除外邪、培补正气是牙周病的基本治法。祛除外邪，可按照卫气营血的治疗原则，"在卫汗之可也，到气才可清气，入营犹可透热转气……入血就恐耗血动血，直须凉血散血"，或按照"治上焦如羽（非轻不举），治中焦如衡（非平不安），治下焦如权（非重不沉）"的治疗原则。培补正气从运脾健胃、滋养肝肾、补益气血入手，整体与局部并重，外治与内治结合，动与静统一。证变治亦变，根据疾病的阶段性和治病的灵活性，用药贵在轻重有度，有方有法。治疗中强调西医的局部治疗，尤其是用药前的牙周基础治疗（如龈上洁治、龈下刮治等），在本病的治疗中占有非常重要的地位。

【典型医案】

病例1 患者，男，45 岁，职员，2014 年 12 月 25 日初诊。

［主诉］牙齿松动、牙龈出血 3 年多，加重 1 周。

［病史］患者 3 年前无明显诱因出现牙齿松动、牙龈出血，平素自服清热药，效果不明显，自觉 1 周前发怒后牙龈出血症状加重，遂来诊。患者 10 年前体检发现乙型病毒性肝炎，"大三阳"，HBVDNA（+），肝功能异常。于外院行干扰素 300 万 U 治疗 1 年后，血清转为"小三阳"，HBVDNA（-），肝功能正常。近期查：肝功能 ALT 正常，T-Bil25μmol/L；HBsAg（+），HBeAg（-），HBeAb（-），抗 HBeIgM（+），HBVDNA（+）。

［现症］患者一般状况可。口腔卫生差，色素较多，牙结石Ⅱ°，牙龈红肿，探诊出血，前牙牙龈部分萎缩，牙根暴露，牙周袋平均深度为 6mm，部分牙龈与牙齿分离。触诊上下大部分牙齿有不同程度的松动，后磨牙松动尤甚。曲面断层片显示部分牙根吸收，牙槽骨垂直与水平均有吸收，个别牙根有圆形阴影。患者发病以来体倦乏力，胸胁胀痛，纳呆腹胀。舌质暗，苔薄腻，脉小弦。

> 问题
>
> （1）该病与牙龈炎从哪几个方面进行鉴别？
>
> （2）分析乙肝对本病的影响。
>
> （3）本病应采取何种治法？主方是什么？

［治疗过程］

初诊：2014 年 12 月 25 日。柴胡 9g，枳壳 6g，延胡索 15g，丹参 30g，赤芍 15g，木香 6g，砂仁 3g（后下），陈皮 9g，姜半夏 6g，鸡骨草 15g，垂盆草 15g，仙鹤草 30g，葛根 15g，黄连 3g，肉豆蔻 15g，乌药 15g，苏梗 15g，14 剂，每日 1 剂，水煎服，早晚分服。对患者进行口腔卫生指导，行牙周基础治疗（龈上洁治、龈下刮治及根面平整），彻底去除牙面牙石及菌斑。

二诊：2015 年 1 月 8 日。患者自述牙龈出血、乏力减轻，稍有耳鸣，夜寐欠安，纳平，小便黄赤，大便调。检查：牙石已经去除，牙龈红肿及探诊出血明显减轻，牙周袋深度变浅，舌质暗红，苔薄，脉细弦。处理：前方去仙鹤草、葛根、肉豆蔻、乌药，加白花蛇舌草 12g、车前草 15g、枸杞子 9g、菊花 6g、杜仲 9g、桑寄生 9g，15 剂，每日 1 剂。

三诊：2015 年 1 月 24 日。牙龈出血基本消失，耳鸣症状明显缓解，稍觉乏力，夜寐安，二便调，舌脉从前。检查：牙龈无红肿及探诊出血，牙周袋深度平均 4mm。处理：守原治法，兼益气健脾，前方加黄芪 9g、山药 15g、乌药 15g，继服 15 剂。

四诊：2015 年 2 月 10 日。偶有乏力，休息后可缓解，胃纳可，舌质淡红，苔薄，脉小弦滑，肝功能保持正常。处理：守前治法，上方续用 14 剂以巩固。再次进行口腔卫生宣教，嘱定期洁治。

问题

（4）二诊方剂加减的目的是什么？

（5）贯穿本病治疗始终的思路是什么？

病例 2　患者，男，67 岁，2014 年 8 月 2 日初诊。

［主诉］牙齿稀疏移位、咀嚼无力 5 年。

［病史］患者 5 年前无明显诱因逐渐出现牙齿移位、松动，未在意，后牙齿移位松动症状逐渐加重，继而出现咀嚼无力、进硬食困难，未系统治疗，今来诊。既往有高血压病史 20 年，嗜吸烟，烟龄 40 年。

[现症] 患者精神可，发病以来口冷恶寒，身体倦怠，纳呆，食而胃脘胀满，腰膝冷痛，阳痿遗精，形寒肢冷，大便溏，小便清长。检查：口腔卫生差，色素较多，牙结石Ⅲ°，口气明显。前牙牙龈部分萎缩，牙根暴露，牙周袋深度平均6mm。龈色灰暗，溢脓清稀，咀嚼无力。后牙大部分有不同程度的松动，左下第2前磨牙、第2磨牙，右下第2磨牙缺失，曲面断层片显示部分牙根吸收，牙槽骨呈垂直与水平吸收。舌质暗，舌体胖大，边缘有齿痕，苔薄白，脉细弱。

问题

（1）结合症状分析本病病位。

（2）从脾与肾的关系分析本病病因病机。

（3）针对本病病因病机应采取何种治法？

[治疗过程]

初诊：2014年8月2日。生黄芪30g，骨碎补30g，山药20g，白术20g，黄精10g，当归15g，杜仲15g、枸杞子10g，菟丝子10g，生牡蛎30g，金樱子10g，海螵蛸15g，覆盆子10g，五味子10g，甘草10g。14剂，水煎服，每日1剂，早晚分服。对患者进行口腔卫生指导，行牙周基础治疗（龈上洁治、龈下刮治及根面平整），彻底去除牙面牙石及菌斑。

二诊：2014年8月16日。服药后，齿松稍缓解，纳尚可，夜卧安和，仍咀嚼无力，腰膝冷痛，检查：牙石已经去除，部分牙齿松动度减轻。处理：上方加杜仲10g、牛膝10g，取20剂，每日1剂。

三诊：2014年9月6日。患者齿松明显好转，自述可进食稍硬食物，咀嚼稍无力。处理：上方加太子参30g、茯苓10g，黄芪改为60g，续用30剂。

四诊：2014年10月8日。患者可进食硬食，齿稍松动，无痞满纳呆、畏寒肢冷。处理：嘱上方制成丸剂，连服3个月，以巩固疗效。再次进行口腔卫生宣教，嘱定期洁治。

问题

（4）如何理解处方配伍？

（5）患者在日后生活中应该注意什么？

【问题解析】

病例 1

（1）主要根据龈沟的深度、有无附着丧失和牙槽骨吸收进行鉴别，具体如下。①牙龈炎仅是龈组织的炎症，出现红肿、点彩消失；而牙周炎不仅出现牙龈的炎症，还包括整个牙周组织的炎症。②牙龈炎虽然由于牙龈红肿，可使龈沟加深，但没有牙周袋的形成；而牙周炎由于牙龈纤维变性破坏、结合上皮向根方增殖而形成牙周袋。③牙龈炎没有骨的破坏，所以 X 线片上没有骨吸收的情况；而牙周炎 X 线片上可见牙槽骨呈水平型吸收或垂直型吸收。④牙龈炎不出现牙齿松动，而牙周炎后期可出现牙齿移位和松动。

（2）肝肾亏耗、气血匮乏为牙周炎的内在原因，外邪侵袭为外在原因。肝主疏泄，肝胆气衰，疏泄不利，而致齿松、胸胁胀痛等。加之易伤七情，五志过极化火，性情抑郁，气机郁结而导致血行障碍，引起齿龈反复出血，同时又感受乙肝病毒之邪，郁于局部而不能宣散，热邪郁结，此病乃发。

（3）本病辨证属肝郁脾虚，血不循经，应采取疏肝健脾、清热和胃的治法，拟柴胡疏肝散为主方。

（4）二诊出血，乏力减轻，遂去止血之仙鹤草，祛寒温中之葛根、豆蔻、乌药。出现耳鸣、夜寐欠安等肾不足之症，兼见小便黄赤、舌质暗红等热象，故加清热之白花蛇舌草、车前草、菊花。加杜仲、枸杞子、桑寄生以滋补肝肾。

（5）患者乙肝日久，本次发病又与情志因素有关，辨证属肝郁脾虚，治疗上始终从整体出发，注重患者的全身状态，疏肝健脾，培补正气，以抗外邪，达到"扶正不留邪、祛邪不伤正"，使邪去正安。

病例2

（1）患者牙根暴露、牙龈萎缩、龈色灰暗、溢脓清稀、咀嚼无力等均属脾肾阳虚的典型症状。脾为后天之本、主运化、主肉，脾气虚损，则见牙龈灰暗萎缩，身体倦怠。肾为先天之本、主骨，齿为骨之余，肾虚则牙齿虚浮，腰膝冷痛。本病病位在脾、肾。

（2）脾阳损伤，不能充养肾阳，或肾阳受损，不能温暖脾阳，虚寒内生。脾肾阳虚，气化失司，温运无力，阴寒凝结，阻塞经脉，气血不通，齿络受损。脾肾阳虚，运化水谷精微之力不足，生化乏源，气血不足，不能上荣齿龈，发为本病。

（3）本病证属脾肾阳虚，应从脾和肾两脏入手，温补脾肾，补气养血，治病求本。脾肾健运则阳气充足，气血充盈，诸症皆愈。

（4）方中生黄芪、骨碎补为君药，补气温肾；黄精、当归、杜仲、菟丝子、枸杞子、山药、白术为臣药，健脾补肾；生牡蛎、金樱子、海螵蛸、覆盆子、五味子等补益肝肾、固精缩尿，为佐药；甘草为使药。本方剂中采用生黄芪和当归贯穿始终，补气养血。

（5）①注意饮食，防止滋腻之品损伤脾胃，调理生活起居，防止肾阳受损。预防和减少全身性疾病，加强营养，提高机体抵抗力，从而增强牙周组织的抗病能力。②戒除对牙周组织有害的不良习惯，如吸烟、饮酒、单侧咀嚼、进食硬食等。③掌握正确的刷牙方法，饭后、睡前漱口，正确使用牙线，保持口腔清洁。④定期复查。

【学习小结】

本病多发于35岁以上成年人，尤其是中老年人。"阳明脉衰，面始焦，发始堕"。"三阳脉衰于上，面皆焦，发始白"。王守儒教授认为正气不足（脾胃虚损、肝肾亏耗、气血不足）是本病的内在原因。因此，宜扶助正气，增强体质，提高机体抗邪能力，祛除病邪，使邪去正安。以上两个病案患者分别为中年人和老年人，肝肾亏耗和脾肾阳虚是其发病的内在原因，因此分别给予滋补肝肾和扶脾温肾之法。

从西医学的角度来看，牙菌斑是本病的始动因子，牙结石、不良修复体、食物嵌塞、牙排列不齐、解剖形态异常等，为牙周炎的局部促进因素，加重和加速牙周炎的进展，而某些全身疾病、环境因素和行为因素等可能是危险因素。因此，本病的牙周基础治疗为口腔卫生指导、龈上洁治、龈下刮治及根面平整等。以上两个病案初诊时给予牙周基础治疗后，复诊时，牙周情况均得到明显改善，中西医结合治疗牙周疾病疗效显著。

【课后拓展】

1. 如何理解"齿为脏腑之门户"？

2. 谈谈"扶正不留邪，祛邪不伤正""齿者，骨之所终，髓之所养，肾实主之。故肾衰则齿豁，精盛则齿坚，虚热则齿动"的含义，以上在本病中如何理解？

3. 查阅"此证牙龈宣肿，龈肉日渐腐颓，久则削缩，以致齿牙宣露""多因胃经积热与风寒之邪相搏，热不得宣，邪欲行而又止，致龈肉日渐腐颓，久而宣露其根。症见牙龈先肿，龈肉日渐萎缩，牙根宣露，或齿缝中常出血液和脓液"的文献出处，如何理解？

4. 学习西医学对本病的认识、研究和进展。

5. 通过对本病的学习，写出学习心悟。

6. 参考阅读

（1）王守儒，霍勤.五官病学［M］.北京：人民军医出版社，2006.

（2）王永钦.中医耳鼻咽喉口腔科学［M］.北京：人民卫生出版社，2001.

（3）郑环.牙周炎症状及中医临床治疗分析［J］.实用中医内科杂志，2013，27（10）：94–95.

（4）吴佩纯，吴晓平.知柏地黄汤加减治疗妊娠期牙龈炎的临床疗效分析［J］.北方药学，2015，12（12）：31.

三、干燥综合征

干燥综合征是一种多种原因造成的主要累及泪腺、唾液腺等外分泌腺的慢性炎症性自身免疫性疾病。临床上以口腔干燥、唾液量少、眼干少泪或无泪、腮腺肿大等症状为主要特征，尚有其他外分泌腺及器官受累而出现多系统损害的症状。本病可归于中医学"口干症""燥证""燥病""燥痹""燥毒"等范畴。

【辨治思路】

西医学对本病的治疗多以对症处理、应用糖皮质激素和免疫抑制剂为主，长期使用有严重的副作用。临床上选择中药汤剂治疗的患者，多为使用西药治疗效果不佳，或不能耐受药物的副作用，或服用养阴生津类的中成药而症状改善不明显者。此类患者的病情之所以缠绵难愈，大多是因为疾病初期使用了大量免疫抑制剂或寒凉滋阴之品而伤及脾胃之气，后天之本亏虚，气血津液生化不足。

王守儒教授认为"脾虚失运，气阴亏虚"及"因虚致瘀，燥瘀互结"是本病的根本病因病机。王教授从整体出发，结合具体临床症状辨证施治，基于"阴亏骤补无功""有形之血（津液）不可速生，无形之气所当急固（益）"等理论，提出"健脾益气生津固其本，活血润燥治其标"的治疗原则，以"虚""瘀""燥"病理状态为切入点，强调脾健则气血津液生化有源，瘀去则气机调畅、津液布达，津生则燥证自除。

【典型医案】

病例1 胡某，女，62岁，2014年11月15日初诊。

[主诉] 口干、眼干不适2年。

[病史] 患者近2年来口干逐渐加重，偶有不适，甚至微痛，眼干不适，在郑州市口腔医院诊断为"干燥综合征"，给予氯喹、泼尼松（具体用量不详）治疗，效果不佳。既往史胃溃疡2年，高血压3年。

［现症］患者形体消瘦，精神可，发病以来饮食可，睡眠差，大便干，口渴，自诉口内出热气，夜间饮水较多，喜食凉，平素性情急躁。检查：口腔黏膜稍红，口内津液较少。舌尖红，舌质暗，舌苔少，舌底脉络迂曲，脉沉细数。自身免疫性抗体检测：SS-A、SS-B阳性。

问题

（1）患者胃溃疡史与本病有何关系？

（2）患者口内出热气、喜食凉、眠差、平素易烦躁、舌尖红、苔少、脉细数，辨证属于什么证型？可选择何种治法？可选择哪些方剂配合治疗？

［治疗过程］

初诊：2014年11月15日。玄参20g，生地黄20g，石斛12g，玉竹12g，花粉10g，太子参20g，焦白术10g，茯苓30g，当归15g，赤芍10g，牡丹皮10g，金银花30g，黄芩12g，龙胆草10g，陈皮10g，焦三仙各10g，甘草6g。7剂，水煎服，每日1剂，早晚温服。银耳与枸杞同煮，代茶饮，常食山药百合薏苡仁粥。

二诊：2014年11月22日。口干减轻，但觉口内出热气。处理：在上方基础上玄参减至12g，生地黄减至15g，加黄芩15g、太子参30g，14剂继服。

三诊：2014年12月6日。口干减轻，舌苔渐生，脉较前有力且变缓。处理：上方14剂继服，隔日服。嘱患者慎起居、畅情志。

问题

（3）处方中选用的主方是什么？如何理解处方配伍？

（4）二诊中为何加大太子参的用量？

（5）三诊为何守二诊方不变，且为何隔日服用？

病例2 赵某，女，60岁，2011年9月6日初诊。

［主诉］口眼干燥 15 年，纳差半年。

［病史］患者 15 年前无明显诱因出现口干、眼干症状，一直未进行系统治疗，后症状加重，于当地军区医院住院，查抗核抗体（ANA）、抗 SSA 抗体、抗 SSB 抗体、类风湿因子（RF）、血沉等，诊断为"干燥综合征"。曾用糖皮质激素等药物（具体药物不详）治疗，后因副作用明显，转而求助于中医。曾于 5 年前在本门诊服近两个月中药治疗（具体处方不详），效果显著，口干症状明显缓解，食欲基本恢复正常，后因家距离太远，回当地医院继续治疗。现因病情加重，遂来就诊。

［现症］患者一般情况可，行动不便，口眼干燥，全身浮肿，两眼瘙痒，自觉神疲乏力，虽有食欲，但吃不下饭，无便意，数日无大便，小便量少、色黄。检查：眼睑黏膜干燥、充血，嘴唇干裂，口角有血痂，口腔黏膜干燥、乏津、较黏，脸颊、双下肢紫癜样皮疹，两膝关节肿痛，影响行走，腮腺不肿，舌质暗红无苔、边有瘀斑，脉虚细数。

问题

（1）患者脸颊、双下肢紫癜样皮疹、两膝关节肿痛是何原因引起？

（2）患者为何会有全身浮肿的症状？

（3）患者口眼干燥，脸颊、双下肢紫癜样皮疹，两膝关节肿痛，舌质暗红无苔、边有瘀斑，脉虚细数，辨证属于什么证型？可选择何种治法？

［治疗过程］

初诊：2011 年 9 月 6 日。黄芪 30g，太子参 30g，焦白术 10g，茯苓 20g，金银花 30g，淡竹叶 10g，当归 15g，赤芍 10g，牡丹皮 10g，鸡血藤 30g，制乳香 10g，制没药 10g，石斛 20g，玉竹 15g，花粉 10g，麦冬 10g，玄参 10g，鸡内金 10g，焦三仙各 10g，炙甘草 6g。7 剂，每日 1 剂，水煎服，早晚分服。银耳与枸杞同煮，代茶饮，常食山药百合薏苡仁粥。

二诊：2011 年 9 月 13 日。食欲转佳，口唇渐润，疲乏有所改善，舌红，脉仍虚细数。处理：在前方基础上去制乳香、没药，加百合 10g、生地黄

12g、丝瓜络 10g。14 剂，每日 1 剂，水煎服，早晚分服。

三诊：2011 年 10 月 28 日。口干显著减轻，眼干、眼红亦较前好转（配合使用红霉素滴眼液），大便基本正常，乏力基本消失，回当地医院间断服药两年。

> 问题
>
> （4）初诊处方的方义是？
>
> （5）二诊中为何去乳香、没药，加百合、生地黄？
>
> （6）三诊后为何患者间断服药两年？

【问题解析】

病例 1

（1）胃为"太仓""水谷之海"，主受纳、腐熟水谷，故胃又称为"水谷气血之海"。中医常把人体正常的消化功能概称为"胃气"。患者胃溃疡两年，胃气已伤，胃的腐熟运化功能失常，可见一系列中焦运化失常的病证。

（2）患者口内出热气，喜凉食，眠差，平素易烦躁，综合分析，按脏腑辨证当属胃阴亏虚兼肝经有热。以滋补胃阴、清泄肝热为治疗方法，可选用沙参麦冬汤、益胃汤、龙胆泻肝汤等方剂加减治疗。

（3）处方中选用沙参麦冬汤为主方。方中玄参、石斛、玉竹、花粉、生地黄滋养胃阴、生津润燥；又恐一味使用寒凉滋阴药物非但不能去燥止渴，反而伤脾腻胃，故配伍太子参、炒白术、茯苓健脾益气，气能生津，津能载气，津液的正常输布代谢亦有赖于气的运动；金银花、黄芩、龙胆草清泄肝热；当归、赤芍、牡丹皮化瘀行滞，使瘀去则气机调畅、津液布达；陈皮行气化滞，使津液输布全身；焦三仙顾护脾胃之气；甘草调和诸药。全方养胃阴、清肝热，切中病机。

（4）李东垣曰："气少作燥，甚则口中无涎。泪也津液，赖气之升提敷布，使能达其所，溢其窍。今气虚津不供奉，则泪液少也，口眼干燥之症作矣。"

气旺则津充，气虚则津亏，且阳气虚弱不能使津液宣发外达，故在一诊方有效基础上，加大健脾益气之太子参的用量，且太子参性平味甘，健脾益气而不燥。

（5）患者患病已两年，病程较长，二诊方有效且患者无药物不良反应，守方继进，以待佳效。本案病程长且疾病本身是慢性病，故需长期服药，但患者年龄偏大，正气本就不足，恐服药过多使正气愈虚，故选择长期间断服用。

病例 2

（1）患者病程长达 15 年，久病已耗伤气阴，气虚无力行血，且"津血同源"，津液亏虚无以充盈血脉，则血脉不利，血液停滞而成瘀，即"久病入络"，故见一派燥瘀互结之象。

（2）"脾主为胃行其津液也"。脾居中焦，在人体水液代谢输布过程中起着重要的枢纽作用。本病患者患病 15 年，且前期已大量使用糖皮质激素，脾气已伤，有纳差、全身乏力等脾气亏虚的症状。脾气亏虚，津液输布障碍，导致水液在体内停滞，而产生水湿、痰饮等病理产物，故可见全身浮肿，即"诸湿肿满，皆属于脾"。

（3）按上述症状综合分析属于脾虚津亏、瘀毒互结证型，治以益气健脾、养阴润燥、清热解毒。

（4）该患者由于病程长，再加上服用激素类药物，临床表现主要以脾虚气阴亏虚为主，又兼有瘀血燥毒之证，因此益气健脾、养阴润燥最为关键，佐以活血解毒。方中重用黄芪、太子参补气，取"气旺津生"之旨，以茯苓、白术健脾益气，充养后天之本，使津液化生有源，四药药性甘、平、淡，健脾益气而不燥，正如《素问·五常政大论》曰"太阴在泉，燥毒不生"；金银花、淡竹叶、当归、赤芍、牡丹皮、鸡血藤、制乳香、制没药清热解毒、活血消肿止痛；石斛、玉竹、花粉、麦冬、玄参养胃阴、清虚热，热去则不化燥，阴生则燥自除；鸡内金、炒山楂、炒麦芽、焦神曲醒脾开胃、消食导滞，补而不滞，升降有常，则脾旺气充，血运津布，诸症皆除。

（5）二诊时患者食欲转佳，口唇渐润，疲乏有所改善，舌红，脉仍虚细数，故去乳香、没药，恐其行气活血太过，而有破气破血之弊，伤及患者所剩不多的正气。

（6）三诊时患者症状明显好转，病情基本稳定。但本案病程长且疾病本身是慢性病，故需长期服药。患者年龄偏大，正气本就不足，恐服药过多使正气愈虚，故选择长期间断服用，既能保证疗效，又能减少药物的不良反应。

【学习小结】

从上述病案可以看出，本病的患者患病前期均使用了糖皮质激素或免疫抑制剂类药物而伤及脾胃之气，导致津液化生不足且水液输布障碍，而见瘀、热、燥、毒等一系列临床表现。王守儒教授认为本病的治疗应从整体出发，辨证论治，当灵活运用健脾、益气、滋阴、活血、清热、解毒之法。不可见燥治燥，一味养阴生津润燥。如过用寒凉黏腻药物，非但不能去燥止渴，反而伤脾腻胃，加重病情。所以必须掌握本病的治法精髓，才能药到病除。此外，王教授还强调患者除坚持用药外，必须节制饮食，少食肥甘滋腻、辛辣寒凉之品，并调理情绪，劳逸适度，禁酒戒烟，以促进康复。食疗的方法也有利于养胃生津，缓解症状。

【课后拓展】

1. 熟读并掌握脾胃的生理功能及两者之间的协同作用。

2. 查阅"脾主为胃行其津液也""病人胸满，唇痿舌青，口燥，但欲漱水不欲咽，无寒热，脉微大来迟，腹不满，其人言我满，为有瘀血""太阴在泉，燥毒不生"的出处，如何理解？

3. 学习西医学对本病的认识、研究和进展。

4. 通过对本病的学习，写出学习心悟。

5. 参考阅读

（1）王守儒，霍勤. 五官病学［M］. 北京：人民军医出版社，2006.

（2）王永钦. 中医耳鼻咽喉口腔科学［M］. 北京：人民卫生出版社，2001.

（3）徐治鸿.中西医结合口腔黏膜病学［M］.北京：人民卫生出版社，2001.

（4）中华医学会风湿病学分会.干燥综合征诊治指南（草案）［J］.中华风湿病学杂志，2003，7（7）：446-448.

（5）张华东，黄梦媛，陈祥.路志正"持中央"而"调升降"以治燥痹学术思想浅析［J］.北京中医药，2010，29（10）：747-748.

（6）韩小幸.王守儒教授治疗干燥综合征经验浅谈［J］.中医临床研究，2014，32（6）：68-69.

（7）白雯，阎小萍.阎小萍治疗干燥综合征经验［J］.中医杂志，2015，56（10）：825-827.

（8）王庆，陈忆莲，吴国琳.基于五脏理论阐释干燥综合征的病机及诊治特点［J］.北京中医药大学学报，2017，40（11）：964-968.

（9）郑丽红，王海强.中医脾虚证与唾液相关性研究概述［J］.甘肃中医，2017，20（8）：81-83.

四、灼口综合征

灼口综合征是以舌部烧灼样疼痛为主要表现，但局部检查无明显的黏膜损害和舌运动障碍，组织病理检查又无特征变化的一组综合征，又称舌痛症、舌感觉异常、口腔黏膜感觉异常等。本病临床特征为患者自感舌及口腔黏膜感觉异常症状非常严重，而临床病损表现轻微，与主诉不符，常伴有明显的精神因素。本病在更年期或绝经后期的妇女中发病率高，因此有人倾向于认为该病属于心理疾病或更年期综合征的症状之一。本病属于中医学文献中"舌痛"范畴。

【辨治思路】

王守儒教授认为本病为疑难之证，西医目前尚无统一的治疗指南，治疗方法主要包括去除局部刺激因素、补充维生素及营养神经等对症治疗，但疗效不确定，长期用药也会出现不同程度的副作用，且易复发。临床上，我们应中西医结合治疗，不但能标本兼治，减轻症状，更重要的是能考虑患者自身的作用（调节自身情绪），解除患者的恐癌心理，以增强治疗信心，从而提高患者的依从性。

根据灼口综合征的发展变化，中医辨证治疗分为三个方面。①健脾益气：重用太子参、白术、黄芪等药健脾益气。②养阴生津：重用石斛、玉竹以养胃阴，并用少量北沙参、生地黄、麦冬养阴生津。③清虚热：加用淡竹叶、焦栀子、牡丹皮、地骨皮等以清热解毒止痛。

王教授通过长期临床观察，认为本病基本病机多为气阴亏虚，虚火上炎，治以益气养阴兼清虚热之法。基本方剂为自拟"灼口方"。药物有黄芪、太子参、焦白术、茯苓、石斛、玉竹、北沙参、麦冬、淡竹叶、焦栀子、地骨皮、延胡索、焦神曲、炒麦芽、炒山楂、甘草。方中黄芪、太子参益脾养阴，清补气津，两药共用，脾气旺盛，血流得运，则血不瘀于口，气血精微充盈，上布于口，则邪不留于口，两药共为君药；焦白术、茯苓益气补脾，石斛、玉竹、北沙参、麦冬清热养阴生津，以上为臣药；栀子、淡竹叶、地骨皮清虚火，焦三仙消导和胃，延胡索止痛，以上为佐药；甘草调和诸药，补脾益气，助参芪健脾补气，为使药。综观本方，众药合用，共奏益气养阴兼清虚热之效。

临证应灵活加减，情志不舒时加柴胡、白芍、香附等以疏肝解郁，理气止痛；舌质暗、有瘀斑时加当归、赤芍、桃仁、红花、丹参、郁金以活血化瘀；便稀加薏苡仁、山药、白扁豆；病情稳定时用阿胶、何首乌、枸杞子、山药、炒薏苡仁等，以增强机体免疫力，防止复发。

王守儒教授认为本病的治疗应以中医辨证为主，以西医辨病为辅，二者结合才能提高疗效，加速疾病的痊愈。如患者缺乏微量元素，给予补充维生素及微量元素的常规治疗方案为 G–B–E 方案（谷维素片 – 复合维生素 B– 维生素 E）；如更年期妇女因神经系统功能紊乱及内分泌平衡失调，给予分泌激素替代疗法；如患者有精神类疾病，给予精神药物治疗，比较倾向于使用抗抑郁及营养神经类药。本病迁延反复，缠绵不愈，告知患者要有长期治疗的思想。劝解患者勿对镜伸舌自检，以免陷入"自检 – 恐慌 – 再自检 – 更恐

慌 – 舌痛加重"的恶性循环中。还应告诉患者本病预后良好，以解除患者的急躁情绪和恐癌心理。

【典型医案】

病例1 张某，女，49岁，2017年4月12日初诊。

[主诉] 口腔灼烧疼痛2年多。

[病史] 患者2年前无明显诱因出现口腔内疼痛、发热、发干，于外院治疗，曾服用维生素 B_{12}、B_1、谷维片、黛力新等（具体用量不详），效不佳，仍自觉口内灼烧感、口干。既往有高血压病三级，口服施慧达缬沙坦（剂量不详），血压控制尚可。

[现症] 患者一般情况可，血压控制尚可。现舌部、唇部麻木，灼烧疼痛，口干，五心烦热，易烦躁，出虚汗，神疲乏力，大便正常。检查：口腔内未见明显异常，唾液量可，舌质暗红，苔少，脉沉缓。

问题

（1）灼口综合征多与哪些脏腑相关？

（2）按照脏腑辨证，口干、五心烦热、烦躁、出虚汗、神疲乏力等属哪个脏腑发病？

（3）舌质暗红、苔少、脉沉缓辨为什么证型？

[治疗过程]

初诊：2017年4月12日。黄芪30g，太子参30g，麸炒白术10g，茯苓20g，金钗石斛12g，玉竹10g，北沙参20g，麦冬10g，焦栀子10g，淡竹叶10g，地骨皮10g，焦三仙各10g，醋延胡索10g，北柴胡12g，炒白芍12g，香附12g，当归15g，赤芍10g，牡丹皮10g，炒桃仁10g，红花15g，甘草6g。7剂，水煎服，每日1剂，早晚温服。

舒肝解郁胶囊每次0.36g，2次/日，口服；含漱散1袋/次，4次/日，含漱；复合维生素B片2片/次，3次/日，口服。

医嘱：对患者进行口腔卫生宣教，忌辛辣刺激食物，嘱勿常常对镜伸舌自检，调整情绪。

二诊：2017 年 4 月 24 日。患者服药后无明显不适，自觉唇舌部麻木烧灼疼痛感、口干症状较前稍减轻，便溏，烦躁，偶有虚汗、乏力。检查：舌质暗，苔少，脉沉缓无力。处理：在上方基础上加麸炒山药 30g、麸炒薏苡仁 30g、丝瓜络 10g、丹参 30g、醋郁金 10g。7 剂，水煎服，每日 1 剂，早晚温服。舒肝解郁胶囊每次 0.36g，2 次 / 日，口服；含漱散 1 袋 / 次，4 次 / 日，含漱；甲钴胺片（怡神保）每次 0.5mg，3 次 / 日，口服。

三诊：2017 年 5 月 2 日。服药后，患者无明显不适，自觉唇舌部麻木烧灼疼痛感、口干症状基本消失，无便溏，烦躁、出虚汗、神疲乏力明显改善，检查：咽后壁稍充血，口腔其他部分未见明显异常。舌质红，苔可，脉沉。处理：上方基础上加金银花 30g、连翘 10g，去麸炒山药、麸炒薏苡仁、丝瓜络、黄芪、丹参、醋郁金。7 剂，水煎服，每日 1 剂，早晚温服。进行口腔卫生宣教，嘱患者调整情绪。

问题

（4）初诊处方中选用的主方是什么？如何理解处方配伍？

（5）王教授治疗本病的辨证思路是什么？

病例 2　赵某，女，52 岁，2017 年 9 月 26 日初诊。

［主诉］口腔内烧灼疼痛不适 1 年余，加重 1 周。

［病史］患者自述 1 年前无明显诱因出现舌部烧灼疼痛，夜间较重，口干、口黏，曾就诊于郑州某医院，口服药物（药物及剂量不详）治疗，症状稍有缓解，1 周前因与家人生气后上述症状加重，伴有烦躁、失眠。否认既往系统性疾病病史。

［现症］患者自觉舌部烧灼疼痛，夜间较重，口干、口黏，乏力，大便正常，近期偶睡眠不佳，纳可。患者自述常伸舌自检。检查：口腔内未见明显异常，舌质淡，苔腻，脉沉。

［治疗过程］

初诊：2017 年 9 月 26 日。太子参 30g，麸炒白术 10g，茯苓 20g，当归 15g，赤芍 10g，牡丹皮 10g，淡竹叶 10g，焦栀子 10g，黄芩 10g，石斛 12g，玉竹 10g，北沙参 30g，焦神曲 10g，炒麦芽 10g，炒山楂 10g，甘草 6g，北沙参 30g，生地黄 15g，麦冬 10g，金银花 30g，天花粉 12g，北柴胡 15g，白芍 10g。14 剂，水煎服，每日 1 剂，早晚分服。

西帕依固龈液每次 5mL，3 次 / 日，含漱；舒肝解郁胶囊 2 粒 / 次，2 次 / 日，口服。医嘱：对患者进行口腔卫生宣教，忌辛辣刺激食物，勿常常对镜伸舌自检，调整情绪。

> 问题
> （1）本案患者的发病多与哪些因素有关系？
> （2）灼口综合征的诊断标准是什么？

二诊：2017 年 10 月 10 日。上方服用 14 剂后，患者无明显不适，自述家庭关系缓和，舌部烧灼感、口干、乏力减轻，食辛辣刺激食物时烧灼感明显，烦躁症状基本消失，大便稀，次数增多，睡眠差，舌质淡，苔腻，脉沉缓无力。处理：上方基础上减去北柴胡、白芍，加制远志 12g、石菖蒲 12g、柏子仁 30g、炒酸枣仁 30g。14 剂，水煎服，每日 1 剂，早晚分服。

西帕依固龈液每次 5mL，3 次 / 日，含漱。

三诊：2017 年 10 月 24 日。上方服用 14 剂后，患者自述舌部烧灼感明显减轻，口干减轻，大便稀，日 3 ～ 4 次，舌质淡，苔可，脉沉缓无力。处理：上方基础上加炒山药 30g、麸炒薏苡仁 30g。14 剂，水煎服，每日 1 剂，早晚分服。

西帕依固龈液每次 5mL，3 次 / 日，含漱。

四诊：2017 年 11 月 8 日。患者自述舌部烧灼感、乏力、口干基本消失，咽部不适，睡眠可，一天睡眠时间为 6 ～ 7 小时，大便正常，舌质淡，苔可，脉沉。处理：在原方基础上加桔梗 10g，射干 10g。续服 7 剂，巩固疗效。随访 3 个月，无复发。

问题

（3）初诊处方中选用的主方是什么？如何理解处方配伍？

（4）如何理解二诊的处方加减？

【问题解析】

病例 1

（1）本病多与肝、脾、心、肾有关，王教授认为与肝、脾关系最为密切。

（2）肝、脾两脏。

（3）舌质红、苔少、脉沉缓为气阴亏虚的表现，舌质暗为瘀的表现，辨证为气阴亏虚，瘀血阻滞。

（4）自拟"灼口方"加减。方中黄芪甘、微温，益气健脾，扶助正气，太子参甘、微苦，益脾养阴，清补气津，两药共用，脾气旺盛，血流得运，则血不瘀于口，气血精微充盈，上布于口，则邪不留于口，共为君药；石斛味甘性微寒，玉竹味甘性微寒，北沙参、麦冬味甘、微苦，性微寒，四药共用以清热养阴生津，焦白术、茯苓益气补脾，助参芪理气健脾，使营血生化有源，共奏健脾益气之功，以上六味为臣药；栀子清三焦之火，淡竹叶清热解毒，地骨皮清虚热，三药合用共清气阴亏虚造成的虚火，焦三仙消导和胃，补而不滞，延胡索止痛，以上七味为佐药；甘草调和诸药，并助参芪健脾补气，为使药。北柴胡、炒白芍、香附疏肝解郁，当归、赤芍、牡丹皮、炒桃仁、红花活血化瘀通络。

（5）王教授认为本病基本病机多为气阴亏虚，虚火上炎，治法为在补脾胃的基础上，兼养阴生津及清虚热。

病例 2

（1）本案患者的发病与情绪有明显关系，且患者处于更年期，内分泌紊乱，情绪不稳。

（2）诊断标准　①主要症状：口腔内烧灼疼痛，或钝痛，或刺痛，或舌麻，并且经口腔专科确诊排除舌咽神经痛、白色念珠菌病、游走性舌炎、复发性口腔溃疡等有明显临床损害体征的疾病。②次要症状：口唇干燥、口黏、异物感。③伴随症状：潮热盗汗、心悸健忘、情绪低落、头晕耳鸣、腰酸乏力。④舌脉：苔薄少津或有剥苔，舌质偏红或有裂纹，脉细数。

（3）自拟"灼口方"的基础上加柴胡、白芍以疏肝解郁。

（4）患者二诊时与家人相互理解，烦躁症状基本消失，大便稀，次数增多，故去除柴胡、白芍。患者失眠，影响生活，加制远志、石菖蒲、柏子仁、炒酸枣仁以改善睡眠情况。

【学习小结】

从以上病案可以看出患者均有情志方面的因素，有的有恐癌心理，且都处于更年期阶段，思虑过度，久则伤肝。同时也伤及脾脏，气血亏损，导致阴液亏虚，不能上承，口失濡养，故见口舌干燥，阴虚生热，虚火灼伤口腔，则舌痛而灼热。患者病程较长，致使正气不足，缠绵不愈。所以王守儒教授认为本病基本病机多为气阴亏虚，虚火上炎，治以益气养阴、兼清虚热之法，在治疗上分为三个方面。①健脾益气：重用太子参、白术、黄芪等。②养阴生津：重用石斛、玉竹，并用少量北沙参、生地黄、麦冬。③清虚热：加用淡竹叶、焦栀子、牡丹皮、地骨皮等。临证根据病情不同，治疗时的侧重点也有所区别。同时也可配合使用北柴胡、炒白芍、香附等以疏肝解郁。

【课后拓展】

1.本病的中医辨证分型有哪些？

2.《证治汇补·口唇章》曰"气虚则麻纵"，如何理解？

3.请总结本病的基本病因病机。

4.学习西医学对本病的认识、研究和进展。

5.通过对本病的学习，写出学习心悟。

6.参考阅读

（1）李秉琦.口腔黏膜病学［M］.北京：人民卫生出版社，2005：125-127.

（2）徐治鸿.中西医结合口腔黏膜病学［M］.北京：人民卫生出版社，2008：439-449.

（3）熊成玲.西帕依固龈液治疗中老年女性灼口综合征患者的疗效观察［J］.吉林医学，2017，38（1）：143-144.

（4）刘道华.灼口综合征的研究进展［J］.检验医学与临床，2018，15（7）：1040-1043.

（5）李元聪.灼口综合征临证验案三则［J］.湖南中医药大学学报，2018，38（1）：53-54.

（6）王妍婷，范媛.灼口综合征病因研究新进展［J］.口腔医学，2017，37（3）：262-266.

五、颞下颌关节紊乱

颞下颌关节紊乱是颞下颌关节及咀嚼肌群出现功能、结构与器质性改变的一组疾病的总称。本病为口腔科常见病、多发病，其发病率仅次于龋病、牙周病和错𬌗畸形。本病的主要临床特点为关节区酸胀疼痛、运动时有弹响声和张口运动障碍等，甚至可出现耳鸣、头晕、头痛等一系列症状。临床上具有渐进性和反复发作的特点。多数属关节功能失调，预后良好，但极少数也可发生器质性改变。本病好发于青壮年，以 20 ～ 30 岁患病率最高，女性多于男性。中医学将本病命名为"颊车𰃅痛"，属于"痹证"范畴。

【辨治思路】

王守儒教授认为本病总属正虚邪实，病因病机为人体自身气血不足或肝肾脾虚，导致正气亏虚，则易感风寒湿热之外邪。风寒湿热之邪乘虚侵袭人体肌表则导致关节经络阻滞，气血运行不畅或痰浊瘀血阻于经隧，深入关节筋脉，引起筋骨、肌肉、关节麻木不仁或疼痛，开合不利。王守儒教授认为以往分型过细，不易掌握。其根据《素问·痹论》"风寒湿三气杂至合而为痹"及"不通则痛""久痛入络"的理论,通过长期临床观察,总结出本病的基本病机为"气滞血瘀,阻痹经络,筋脉失养,不通则痛"。治法以养血活血、通络止痛为主。王守儒教授治疗本病是在"宣通"的原则上,采用扶正祛邪、攻补兼施的治疗方案。自拟"桃红四物四藤汤",以养血活血为基础,通络止痛为主线,气血得养则正气充足,邪不可干,筋脉骨肉得养,则关节经络通畅,疼痛自止,开合自利。

【典型医案】

病例 1 卫某,女,16 岁,2015 年 5 月 9 日初诊。

[主诉] 左侧面部不适感 2 个月。

[病史] 患者 2 个月前因进食牛肉干出现左耳前疼痛,后渐出现左耳前周围皮肤进食时酸痛不适感,有时抽筋。戴牙齿矫正保持器两年。否认既往系统性疾病病史。

[现症] 患者一般情况可,发病以来饮食受影响,眠可,二便调。检查:口腔颌面部皮肤未见异常,开口度正常,左侧颞颌关节区触之疼痛,开闭口时有关节弹响声。舌淡,苔白腻,脉弦数。

问题

(1)本案辨病属于何病?

(2)本案辨证属于何证?理论依据是什么?

[治疗过程]

初诊:2015 年 5 月 9 日。当归 15g,赤芍 10g,炒白芍 12g,川芎 12g,熟地黄 20g,桃仁 10g,红花 12g,鸡血藤 30g,忍冬藤 30g,络石藤 20g,海风藤 20g,制乳香 10g,制没药 10g,黄芪 30g,羌活 10g,炒黄芩 10g,地龙 10g,甘草 6g。14 剂,水煎服,每日 1 剂,早晚温服。

复合维生素 B 片,1 片 / 次,3 次 / 日,口服;甲钴胺片,1 片 / 次,3 次 / 日,口服;白芍总苷胶囊每次 0.6g,2 次 / 日,口服。嘱勿咬硬物,避风寒。

二诊：2015 年 5 月 23 日。服药后症状有所缓解，但仍觉局部不适，不敢咬硬物，服药恶心欲呕吐。处理：去制乳香、制没药，余同前。14 剂，水煎服，每日 1 剂。

三诊：2015 年 6 月 8 日。服药后症状缓解。上方巩固治疗。随访无不适，嘱勿咬硬物，避风寒。

问题

（3）处方中选用的主方是什么？方药组成有何特点？

（4）二诊为何去掉制乳香、制没药？二者起何作用？

病例 2 王某，男，53 岁，2010 年 9 月 14 日初诊。

［主诉］颞下颌关节区疼痛不适伴张口受限 3 年余，加重 6 个多月。

［病史］患者自述 3 年前秋末，劳累汗出后以冷水洗脸，出现双侧颞下颌关节区疼痛酸胀不适至今，近半年加重。既往有高血压病史 6 年，糖尿病病史两年。烟龄 25 年。

［现症］患者形体消瘦，精神可，发病以来双侧颞下颌关节区疼痛酸胀不适，纳食欠佳，神疲乏力，时欲寐，四肢欠温，大便溏，小便可。检查：口腔颌面部颞颌关节区皮肤局部无红肿，张口受限，张口度 2cm，喜按揉，喜暖，劳累及活动后颞下颌关节区不适感加重，进食时疼痛加重，舌质淡，苔白，脉细。

问题

（1）本案辨证属于什么证型？治则是什么？

（2）本案辨证依据是什么？

［治疗过程］

初诊：2010 年 9 月 14 日。熟地黄 15g，当归 25g，川芎 10g，白芍 20g，鸡血藤 30g，海风藤 10g，忍冬藤 30g，络石藤 20g，桃仁 10g，红花 10g，薏

苡仁 30g，甘草 6g。15 剂，水煎服，日 1 剂，早晚饭后服用。

甲钴胺片 1 片 / 次，3 次 / 日，口服；复合维生素 B 片 1 片 / 次，3 次 / 日，口服；吲哚美辛片 1 片 / 次，3 次 / 日，口服；血塞通软胶囊 2 片 / 次，2 次 / 日，口服。嘱勿咬硬物，避风寒。

二诊：2010 年 9 月 30 日。服药后颞下颌关节区疼痛减轻，仍酸胀不适，无红肿，喜按揉，喜暖，张口受限，张口度 2.5cm，进食时不适感加重，纳食可，神疲乏力，大便溏，小便可，舌质淡，苔白，脉细。处理：上方有效，效不更方，继服 20 剂，西药继服，以巩固疗效。

三诊：2010 年 10 月 27 日。服药后症状明显减轻，张口度 3.0cm，纳食可，神疲，大便正常，小便可，舌质淡，苔薄白，脉细。处理：中药继服 20 剂，以巩固疗效。嘱患者进行自我肌肉训练，纠正不良习惯，祛除诱因，注意关节区保暖，每天定时局部热敷，不食过硬或过大食物，打呵欠时避免开口过大。

问题

（3）本案病程较长，治疗过程中应注意什么？

病例 3 刘某，男，46 岁，2011 年 12 月 14 日初诊。

［主诉］颞下颌关节区疼痛 1 个多月，加重 3 天。

［病史］患者自述 1 个月前淋雨后出现双侧颞下颌关节区疼痛酸胀不适，张口时耳前有响声，未曾治疗。3 天前因吹风加重，遂来诊。否认既往高血压、糖尿病等系统性疾病病史。

［现症］患者一般情况可，发病以来纳食欠佳，身体困重不适，恶寒，时欲寐，大便溏，小便可。检查：口腔颌面部颞颌关节区皮肤局部无红肿，张口受限，张口度 1.5cm，喜按揉，喜暖，受凉则颞下颌关节区不适感加重，进食时疼痛加重。舌质淡，苔白滑腻，脉濡细。

问题

（1）本案诊断为何病？中医辨证属于什么证型？治疗原则是什么？

（2）本案选用何方治疗？

［治疗过程］

初诊：2011 年 12 月 14 日。羌活 10g，独活 10g，藁本 6g，防风 6g，蔓荆子 10g，川芎 6g，茯苓 15g，桂枝 6g，炒白术 10g，草果 6g，干姜 6g，制附子 6g，炙甘草 6g。7 剂，水煎服，日 1 剂，早晚饭后服用。

甲钴胺片 1 片 / 次，3 次 / 日，口服；复合维生素 B 片 1 片 / 次，3 次 / 日，口服；吲哚美辛片 1 片 / 次，3 次 / 日，口服。

二诊：2011 年 12 月 21 日。服药后颞下颌关节区疼痛减轻，仍酸胀不适，右侧为重，张口度 2.0cm，纳食可，身困不适，神疲，大便溏滞，小便可，舌质淡，苔白腻，脉细。处理：上方有效，效不更方，继服 7 剂，西药继服，以巩固疗效。

三诊：2011 年 12 月 28 日。服药后症状消失，张口度 3.0cm，纳食可，身困不适，神疲，大便溏滞，小便可，舌质淡，苔白腻，脉细。处理：中药继服 15 剂，以巩固疗效，嘱患者进行自我肌肉训练，纠正不良习惯，祛除诱因，注意关节区保暖，每天定时局部热敷，不食过硬或过大食物，打呵欠时避免开口过大。

问题

（3）试述本案之病因病机及治疗思路。

病例 4　王某，男，42 岁，2011 年 9 月 15 日初诊。

［主诉］左侧颞下颌关节区疼痛 3 个月，加重 4 天。

［病史］患者 3 个月前无明显原因出现左侧颞下颌关节区疼痛，近 4 天加重，咀嚼时疼痛加重，伴左侧牙痛，严重影响饮食和睡眠。否认既往系统性疾病病史。喜食肥甘厚腻，饮酒多。

[现症] 患者一般情况可，发病以来口苦，纳差，夜间入睡难，心烦，大便黏滞，小便黄。检查：口腔颌面部颞下颌关节区皮肤局部略红肿，压痛明显，张口受限，张口度1cm，牙列检查无异常。舌质红，齿痕舌，苔白腻浮黄，脉弦细。

> **问题**
>
> （1）本案的主要病因是什么？
>
> （2）本案辨证属于哪一证型？治则是什么？选用何方加减？

[治疗过程]

初诊：2011年9月15日。杏仁10g，生薏苡仁30g，白蔻仁10g（后下），半夏10g，通草6g，竹叶10g，川朴10g，滑石30g，苍术10g，川牛膝15g，黄柏10g，甘草6g。7剂，水煎服，日1剂，早晚饭后分服。

甲钴胺片1片/次，3次/日，口服；复合维生素B片1片/次，3次/日，口服；吲哚美辛片1片/次，3次/日，口服。

二诊：2011年9月22日。服药后疼痛明显减轻，仍咀嚼时疼痛，张口度2.5cm，牙痛愈，口中和，大便较前通利，小便正常，舌淡红，苔腻浮黄，脉弦细。处理：守上方继服7剂。

三诊：2011年9月29日。服药后症状减轻不明显。处理：上方加山药30g、砂仁6g，继服7剂。西药停服。

四诊：2011年10月11日。服药后症状基本消失，疼痛轻微，舌淡红，苔薄白。停药。

> **问题**
>
> （3）三诊时为何加山药、砂仁？
>
> （4）湿邪为何会引起此类症状？

【问题解析】

病例1

（1）本案辨病属于痹证范畴。

（2）本案辨证属于气滞血瘀型，理论依据是"不通则痛"。患者所进之食材质地坚硬，需费力咀嚼，伤及经络，致经络瘀阻不畅，影响气机，不通则痛。

（3）主方是桃红四物四藤汤，方药组成以藤络之属和活血化瘀之品居多，共奏活血化瘀之功。

（4）制乳香、制没药两味口感偏差，患者服后恶心呕吐，且疼痛减轻，故去之。制乳香、制没药有理气止痛之效。

病例2

（1）本案辨证属于气血虚弱，瘀血阻络，治则为补气活血、通络止痛，投以自拟方桃红四物四藤汤加减。

（2）秋末时分，天气寒凉，汗出而毛窍开，以冷水净面，寒湿侵袭肌表，痹阻经络，外邪阻滞局部经脉，导致经脉不利，气血运行不畅，瘀阻经脉，不通则痛，即发此病。气血运行不畅，致气血津液不能到达肌肉关节，使肌肉关节失于濡养，关节不利，不荣而痛。王守儒教授认为外邪阻络，则肌肉抽搐、筋脉痉挛、关节强直。在正常情况下，人体之气血调和，足以抵抗自然界之风寒诸邪，不致发病。气血不畅而致身体困重，颞下颌关节区疼痛酸胀。舌淡苔白是气血虚弱之象。此为久病经络不畅，气血虚弱，当以补气活血、通络止痛为法，投以自拟方桃红四物四藤汤，甚为合拍。

（3）患者久病，体质虚弱，治疗不宜急功近利，需缓缓图之。

病例3

（1）本案诊断为颞下颌关节紊乱病，中医辨证属于寒湿痹阻，治则为胜湿止痛。

（2）方选羌活胜湿汤加减。

（3）秋冬之交，天气寒凉，复加淋雨，寒湿相结，侵袭肌表，痹阻经络，经气不畅而致身体困重，颞下颌关节区疼痛酸胀。舌淡、苔白滑腻亦是阳虚湿盛之象，恶寒为表证。此为寒湿袭表，当从汗解，以祛寒除湿止痛为法，投以羌活胜湿汤以胜湿解表，伍制附子、干姜、草果以温阳行气化湿。诸药合用，寒湿得化，痹阻得通，疼痛自止，获效颇佳。复诊之时，症状减缓，但余邪未尽，故复投原方，以驱邪外出。再诊则症状减轻，停服西药，给予中药继服，以巩固疗效。

病例 4

（1）患者喜食肥甘厚腻，喜饮酒，久而酿生内湿，湿邪内蕴，久而生变，而致发病。

（2）本案辨证属于湿热阻络，治则为清热化湿、通络止痛，选用三仁汤合三妙丸加减。

（3）加山药、砂仁以增强健脾祛湿之力。

（4）《素问·阴阳应象大论》曰"湿伤肉"。肌肉损伤，关节区压痛明显，湿郁化热则口苦、不寐、心烦、苔浮黄。颞下颌关节区为三阳经循行交接之处，气血盛，今湿邪壅滞，气血运行不畅，不通而痛，故出现此类症状。

【学习小结】

以上四个病例分别为气滞血瘀、气虚血瘀、寒湿侵袭、湿热侵袭。风寒湿热之邪乘虚侵袭人体肌表，导致经络阻滞，气血运行不畅，或痰浊瘀血阻于经隧，深入关节筋脉，引起筋骨、肌肉、关节麻木不仁或疼痛，开合不利。

王守儒教授认为治法应以养血活血、通络止痛为主，在"宣通"的治疗原则基础上，采用扶正祛邪、攻补兼施的治疗大法。以养血活血为基础，以通络止痛为主线，气血得养则正气充足，邪不可干，筋脉骨肉得养，则关节经络通畅，疼痛自止，开合自利。

患者除坚持用药外，应进行自我肌肉训练，纠正不良习惯，祛除诱因，注意关节区保暖，每天定时局部热敷，不食过硬或过大食物，打呵欠时避免开口过大，以促进康复。

【课后拓展】

1. 查阅风寒湿三气杂至合而为痹学说、热痹学说、因虚致痹学说、瘀血致痹学说的相关文献。

2. 查阅"风寒湿三气杂至，合而为痹，其风气胜者为行痹，寒气胜者为痛痹，湿气胜者为着痹"的出处，如何理解？

3. 学习西医学对本病的认识、研究和进展。

4. 通过对本病的学习，写出学习心悟。

5. 参考阅读

（1）王守儒，霍勤.五官病学［M］.北京：人民军医出版社，2006.

（2）王永钦.中医耳鼻咽喉口腔科学［M］.北京：人民卫生出版社，2001.

（3）徐治鸿.中西医结合口腔黏膜病学［M］.北京：人民卫生出版社，2001.

六、血管性水肿

血管性水肿是一种急性局部反应性黏膜皮肤水肿，又称巨型性荨麻疹，亦称奎英克水肿，可分为获得性和遗传性两种类型。本病发病急，症状持续数小时或数天后消失。本病好发于头面部疏松区，如唇、眼睑、舌、口底和颌下。唇部损害可单独累及上唇或下唇，也可同时累及双唇。开始患处皮肤或黏膜有瘙痒、灼热、疼痛，随之发生肿胀。肿胀区界限不明显，按之较韧而有弹性。水肿可在十几分钟内形成，呈淡红色或无色泽改变。如肿胀发生在舌部可致巨舌，波及软腭可引起口腔功能障碍。若肿胀发生在会厌处则影响呼吸，甚至导致窒息，如不立即行气管切开可致死亡。肿胀持续数小时或数日消退，不留痕迹，但可能复发。中医学称其为"游风"或"游肿"。水肿表面色红者称为"赤游风"，色白者称为"白游风"。

【辨治思路】

王守儒教授认为治疗本病首先应明确变应原，远离变应原可消除症状并防止复发。对症状轻者，可不予药物治疗。如果无法找到变应原，需脱敏治疗。对伴有喉头水肿和呼吸困难的患者应密切观察病情，及时对症治疗。

王教授在临床观察中发现本病可反复发作，随着复发次数增多而消退变慢或不再完全消退，逐渐转为慢性。转为慢性后，只用抗过敏类药物效果不佳，而采用中西医结合方法治疗，方能降低本病的复发率。王教授结合古代医家的经典理论及临床观察，将本病按照白游风及赤游风分而治之。

白游风的病因病机：脾主四肢、肌肉，主运化。因饮食不节，伤于鱼蟹海味或辛辣厚味，或劳累过度，或思虑伤脾，或久病耗伤脾胃，引起脾运化失司，水湿停滞，滞于肌肤则水肿。气虚则腠理不密，肌表不固，外邪易乘虚而入，致局部皮肤肿胀。湿郁久则化热，酿生湿热，湿热壅塞，气机不畅，血行受阻则生瘀，导致肿胀不能自行消退。

治法方药方面，王教授提出以益气健脾、疏风活血为基本治则，常用方药为太子参、炒白术、茯苓、金银花、黄芩、苦参、白鲜皮、荆芥穗、防风、蛇蜕、当归、赤芍、牡丹皮、炒桃仁、红花、炒鸡内金、炒麦芽、焦神曲、炒山楂、陈皮、甘草。太子参甘平，善补脾肺之气，为补气药中清补之品，炒白术甘苦温，善补气、健脾、燥湿，茯苓甘淡，善健脾渗湿，三药合用则健脾祛湿之功更甚。金银花、黄芩、苦参、白鲜皮清热燥湿。荆芥穗、防风、蛇蜕祛除在表之风邪。当归甘温质润，善补血养血、活血化瘀止痛，为补血之圣药。赤芍、牡丹皮清热凉血祛风、活血祛瘀止痛，二药同用可治血热血瘀诸症。炒桃仁活血祛瘀，善泄血滞，红花辛散温通，善通利血脉、活血消肿止痛、祛瘀通经，为治疗瘀滞肿痛之要药，两药相须为用，专治瘀血阻滞诸症。焦三仙消导和胃、行气散瘀，陈皮与焦三仙同用可理气健脾，使补而不滞，同时为了使生化有源，与参、术、苓合用，以保持脾胃阴阳平衡。甘草助参芪健脾益气，同时调和诸药。临证应灵活加减，如脾虚较甚加黄芪；血瘀明显可加丹参、郁金、鸡血藤、三棱、莪术，其中丹参善活血祛瘀，能祛瘀生新而不伤正，郁金能行气活血止痛，鸡血藤苦而不燥、温而不烈，具有补血养血、行血散瘀之功，三棱、莪术破血行气散结，两药常相须为用；湿郁化热者加金银花、连翘等，金银花甘寒，清热解毒、散痈消肿，连翘苦微寒，清热解毒、消肿散结。

赤游风的病因病机：由于过食辛辣炙煿，或情志抑郁化火，血分蕴热，热伤阴液而化燥生风，或复感风热外邪，两邪合而致病。

由于血热内盛，耗伤阴液，化燥生风，或夹风热外邪，治疗上在养血润燥、祛风止痒的同时，当配伍疏风清热之品。王教授认为，治疗当养血润燥、祛风清热，方药以四物消风饮加减。其中荆芥味辛性温，善祛血中之风，防风发表祛风胜湿，长于祛一切风，二药相伍，疏风以止痒。蝉蜕不仅可增荆芥、防风祛风之力，还能疏散风热。白鲜皮祛风解毒清热，生地黄清热凉血而养阴，赤芍泄血分伏热、凉血散瘀，当归、川芎养血活血，川芎为血中气药，可加强散瘀之功效。柴胡理气，调畅气机，气行则血行，加强散瘀功效。大枣顾护脾胃，使邪去而不伤正。甘草调和诸药。临证加减方面，热盛者加金银花、连翘；血瘀甚者加丹参、郁金、鸡血藤、三棱、莪术；气虚者加党参、白术、茯苓；阴虚甚者加玄参、石斛、玉竹等。

【典型医案】

病例1 夏某，男，69岁，2017年3月11日初诊。

［主诉］反复口唇肿胀1年余，加重1周。

［病史］患者1年前无明诱因开始出现唇部反复肿胀，无自觉症状，1～2天肿胀可自消，无明显疼痛，有痒感，肿胀后半夜加重。有支气管哮喘病史。

［现症］患者精神可，平素倦怠乏力，纳差。检查：唇部稍肿，色白，压之无凹陷，较韧，消退较缓慢。两颊侧黏膜各有一花生米大小的白色斑块样变，周边有网纹，无痛，质地柔软，余无明显不适。舌质淡，苔稍腻，脉缓。

> 问题
>
> （1）古代医家对本病的认识是什么？
>
> （2）本案中症状属于白游风还是赤游风？
>
> （3）本案的证型怎样判断？
>
> （4）本案采用何种治法？

[治疗过程]

初诊：2017年3月11日。太子参30g，麸炒白术10g，茯苓20g，当归15g，赤芍10g，牡丹皮10g，金银花30g，黄芩10g，苦参12g，蛇床子15g，白鲜皮10g，炒鸡内金10g，焦三仙各10g，甘草6g，炒桃仁10g，红花15g，丹参30g，醋郁金10g，威灵仙10g，荆芥穗10g，防风10g，连翘12g。7剂，水煎服，每日1剂，早晚温服。

地氯雷他定每次10mg，1次/日，口服；维生素C每次0.2g，1次/日，口服。医嘱：禁食辛辣刺激食物，避风寒。寻找变应原，注意与职业或生活习惯有关的因素。

二诊：2017年3月18日。服药无不适，检查：唇部红肿较前减轻，唇肿时轻时重，口内斑块无明显变化，舌质淡，苔白稍腻，脉沉缓。处理：上方加桂枝10g、丝瓜络10g、地龙12g、全蝎10g。7剂，水煎服，每日1剂，早晚温服。

> 问题
>
> （5）本案中患者口腔内有白色斑块属于什么？
>
> （6）二诊中为何加桂枝、丝瓜络、地龙、全蝎？

病例2 王某，女，33岁，2017年3月7日初诊。

[主诉]反复口唇肿胀1年余，加重1周。

[病史]患者数日前服辣椒酱之后出现口唇不适，未重视，后逐渐出现口唇发痒、肿胀，自服地氯雷他定、阿莫西林、穿心莲片，疗效一般，今为求

进一步诊治，来我科就诊。否认既往全身系统性疾病史。

［现症］患者精神可，下唇右侧明显肿胀，无蜕皮、干裂、流水，触之软。舌质淡，苔腻，脉弱。

> 问题
>
> （1）本案属于白游风吗？

［治疗过程］

初诊：2017年3月7日。太子参30g，麸炒白术10g，茯苓20g，当归15g，赤芍10g，牡丹皮10g，炒鸡内金10g，焦神曲10g，炒麦芽10g，甘草6g，炒山楂10g，荆芥穗10g，防风10g，炒火麻仁20g，金银花30g，黄芩10g，苦参10g，白鲜皮10g，蛇床子10g，炒桃仁10g，红花15g，丹参30g，醋郁金10g，连翘10g。7剂，水煎服，每日1剂，早晚温服。医嘱：禁食辛辣刺激食物，避风寒。

二诊：2017年3月14日。服药无不适。检查：上唇仍肿胀，中部触之稍硬，下唇正常，无发痒、干裂、蜕皮。处理：上方去荆芥穗、防风、炒火麻仁、连翘，加醋三棱10g、醋莪术10g、煅牡蛎30g、浙贝母10g。14剂，水煎服，每日1剂，早晚温服。

三诊：2017年3月28日。服药无不适。检查：上唇肿胀及硬块消失，余无不适。处理：停药观察，不适随诊。

> 问题
>
> （2）二诊中的方药加减如何理解？

病例3 高某，男，25岁，2018年6月18日初诊。

［主诉］上唇突然肿胀半天。

［病史］患者昨天晚餐进食海鲜后突然出现上唇发痒，随即肿胀，无疼痛，伴口干。

［现症］患者一般情况可，检查：上唇肥厚翘起，黏膜光亮如蜡，色潮红，触之韧而有弹性，无压痛，无凹陷，界限不明显。下唇及口内黏膜未见充血、肿胀。舌质红，苔薄黄，脉数。

问题

（1）本案属于白游风还是赤游风？

（2）本案的致病原因是什么？

（3）本案的证型和病因病机是什么？

［治疗过程］

初诊：2018 年 6 月 18 日。荆芥 15g，防风 15g，生地黄 20g，玄参 12g，当归 10，赤芍 10g，川芎 10g，蝉蜕 6g，柴胡 12g，白鲜皮 10g，石斛 10g，玉竹 10，大枣 2 枚，甘草 6g。7 剂，水煎服，每日 1 剂，早晚温服。

氯雷他定每次 10mg，1 次／日；维生素 C 每次 0.2g，1 次／日。嘱忌食海鲜及辛辣食物，避风寒，清淡饮食，多饮水。

二诊：2018 年 6 月 24 日。现口唇无肿胀，黏膜色稍红，无其他不适。处理：停药观察，不适随诊。

问题

（4）本案采取何种治法？

（5）处方中选用的主方是什么？如何理解处方配伍？

（6）方中玄参、石斛、玉竹的作用是什么？

【问题解析】

病例 1

（1）《诸病源候论》曰："小儿有肌肉虚者，为风毒热气所乘，热毒搏于血气，则皮肤赤而肿起，其风随气行游不定，故名赤肿也。"《证治准绳》曰："亦白游风属脾肺气虚，腠理不密，风热相搏或寒闭腠理，内热怫郁或阴虚火动，外邪所乘，或肝火风热血热。"

（2）本案属于白游风，本案患者唇部肿胀色白，平素倦怠乏力，纳差，均为脾气虚弱之象。

（3）脾主四肢、肌肉，主运化，脾气虚弱故倦怠无力，纳食不香，局部皮肤肿胀，证属虚者，故皮损色白。舌质淡、苔稍腻、脉缓均属气虚之证。

（4）本案治宜益气健脾、疏风活血。

（5）根据病损质地及周围网纹等表现，本案中患者口腔内有白色斑块为口腔扁平苔藓。气血瘀滞致使黏膜粗糙、肥厚，苔藓样改变，发生灰白色角化斑纹或瘀斑。

（6）患者口腔内白色斑块未有好转，故加大活血化瘀力度，以促进散结消斑。

病例 2

（1）本案属于白游风。患者反复发作日久，且舌质淡、苔腻、脉弱，均属脾虚湿蕴之象。

（2）患者复诊时唇部已无发痒症状，所以去荆芥穗、防风、炒火麻仁、连翘疏风解表类药物。患者上唇仍肿胀，中部触之稍硬，故加入醋三棱 10g、醋莪术 10g、煅牡蛎 30g、浙贝母 10g，以增强化瘀散结消肿之力。

病例 3

（1）本案属于赤游风。

（2）本案的病因为食物过敏。

（3）本案证型为风热血燥。风者善行而数变，故发病急骤，起如云片，消退迅速，游走不定。热为阳邪，故病损色红、口干。舌质红、苔薄黄、脉数均属燥热之象。本病是由于过食鱼蟹海味，热伤阴液而化燥生风，或复感风热外邪，两邪合而致病。

（4）由于血热内盛，耗伤阴液，化燥生风，且多夹风热外邪，故养血润燥、祛风止痒的同时，当配伍疏风清热之品。治法为养血润燥、祛风清热止痒。

（5）主方为四物消风饮加减。方中荆芥味辛性温，善祛血中之风，防风发表祛风胜湿，长于祛一切风，二药相伍，疏风以止痒。蝉蜕不仅可增荆芥、防风祛风之力，还能疏散风热。白鲜皮祛风解毒清热，生地黄清热凉血而养阴，赤芍泄血分伏热、凉血散瘀，当归、川芎养血活血，川芎为血中气药，可加强散瘀之功效。柴胡理气，调畅气机，气行则血行，加强散瘀功效。大枣顾护脾胃，使邪去而不伤正。甘草调和诸药。

（6）这三味药可滋阴清热、生津止渴，缓解患者口干症状。

【学习小结】

本病从西医学角度来看多因食入或接触变应原导致发病，所以寻找变应原、去除诱因是关键。对反复发作的患者，还应注意与职业或生活习惯有关的因素。从以上病例可以看出，患者多有饮食不节的情况，如摄入虾、蟹、鱼、蛋、羊肉及辛辣炙煿之品而发病。《外科证治全书》曰："凡从背腹游散四肢者顺，从四肢游入胸腹者逆，忌猪、羊、鸡、鹅、鱼腥一切动风燥血之物。"指出了本病之饮食禁忌。在临床上用西药治疗一般能较快地控制病情、消除症状，但大部分患者会反复发作。用中西医结合的方法治疗可降低本病的复发率。

【课后拓展】

1.学习《太平圣惠方》对肿胀的认识。

2.学习西医学对本病的认识、研究和进展。

3.通过对本病的学习，写出学习心悟。

4.参考阅读

（1）王守儒，霍勤.五官病学［M］.北京：人民军医出版社，2006.

（2）王永钦.中医耳鼻咽喉口腔科学［M］.北京：人民卫生出版社，2001.

（3）徐治鸿.中西医结合口腔黏膜病学［M］.北京：人民卫生出版社，2008.

（4）陈谦明，曾昕.案析口腔黏膜病学［M］.北京：人民卫生出版社，

2014.

七、口腔黏膜癌

口腔黏膜癌是指发生在口腔黏膜部位的癌瘤，是口腔恶性肿瘤的一部分。本病常发生在牙龈、颊、舌、唇、口底、腭等部位，以鳞状细胞癌最为多见。本病可归属于中医学"茧唇""舌菌""舌疳""失荣"等范畴。

【辨治思路】

王守儒教授在长期的临床实践中不断探索、思考、总结，发现本病病机多为本虚标实。本虚多为脾胃气虚、肝肾阴虚，标实多为气滞血瘀、湿热上攻。王教授遵循"急则治其标，缓则治其本"的中医学理论，在临床治疗上逐渐形成"标本兼治、内外结合"的治疗思想。以益气健脾、滋补肝肾治其本，以活血化瘀、清利湿热治其标。本病以手术治疗为主，根据临床症状，在具体处方用药时又以辨证论治、内服中药为主，同时配以西药。王教授提出"重培后天，兼顾清利湿热、活血化瘀"的治疗方法，主张补脾多用黄芪、太子参、白术、茯苓；清利湿热多用苦参、蛇床子、白鲜皮、茵陈、淡竹叶、金银花等；活血化瘀多用当归、赤芍、牡丹皮。临床上还要根据具体症状加减用药，如疼痛较甚加制乳香、制没药、三七；湿盛加山药、薏苡仁、茵陈、佩兰；热盛加蒲公英、紫花地丁、白花蛇舌草、黄连；软坚散结加贝母、土鳖虫；胃阴不足、口干缺津加石斛、玉竹、黄精；溃疡久不愈合加鹿角霜、五倍子。

口腔黏膜癌的治疗原则是以手术为主的综合治疗。王守儒教授治疗本病坚持中医辨证论治，同时不断学习西医口腔知识，逐渐形成了"中西合参、西为中用"的诊治思想。在临床上，运用中医的辨证明确中医证型，将整体观念贯穿于疾病治疗始终。中医口腔科学理论丰富了这一观点，认为口腔的各部位与五脏有非常密切的关系，在中医学文献中就有"脾开窍于口，其华在唇""舌为心之苗""肾脉挟舌本"等记载。王守儒教授在临床诊治本病时非常重视病证结合、四诊合参、辨证论治，既注重全身症状，又不忽视局部损害对机体的影响，同时注重对患者心理的疏导作用，因多数癌性患者易情志抑郁或长期心情不舒，导致肝脾不调、心脾郁火。王教授配方用药的同时加以心理开导，取得了较好的治疗效果。

【典型医案】

病例1 秦某，男，73岁，2015年9月7日初诊。

［主诉］舌痛1年多，加重4个月。

［病史］患者1年前自感舌痛，舌左侧缘发红，去当地人民医院就诊，医院按"创伤性舌炎"处理，效果不佳，后将左下第一磨牙拔除。4个月前发现舌左侧有一肿物，质硬，表面有溃烂，流涎味臭，疼痛，活动受限，不能进食过硬食物，遂到河南某院就诊，建议组织活检，患者不配合，要求中药治疗，共服60剂（具体药物不详）。既往有高血压病史20年、糖尿病病史5年。

［现症］患者形体消瘦，精神差，发病以来饮食差，体重下降，口干便秘，乏力，时有心悸。检查：舌体左侧有一肿物，触之质硬，不活动，边界不清，肿物下有白色溃烂，边缘不整，舌体活动受限。舌质白，苔厚腻，舌底脉络迂曲，脉沉缓无力。

> 问题
> （1）根据患者症状，结合舌脉，可辨为何证？
> （2）本案的病因病机是什么？

［治疗过程］

初诊：2015年9月7日。黄芪30g，太子参30g，焦白术10g，茯苓30g，当归15g，赤芍10g，牡丹皮10g，制乳没各10g，陈皮12g，清半夏12g，桃仁10g，红花10g，炒薏苡仁30g，炒山药30g，金银花15g，连翘12g，白花蛇舌草12g，七叶一枝花10g，半枝莲15g，焦三仙各10g，鸡内金10g，甘草6g。7剂，日1剂，早晚分服。

奥硝唑分散片、红霉素肠溶胶囊、西帕依固龈液、重组牛碱性成纤维细胞生长因子凝胶常规使用。对患者进行口腔卫生宣教，并进行心理疏导。

二诊：2015 年 9 月 14 日。患者服上方后，疼痛稍有缓解，大便调，余无明显改善。处理：效不更方，上方继续服 20 剂。

三诊：2015 年 10 月 10 日。患者服上方后无不适，舌体溃烂面及流涎症状有所改善。处理：上方稍有加减，继服两个月，并建议患者手术治疗。

四诊：2016 年 3 月 9 日。半年后复诊，患者精神可，一般情况可，舌体溃烂面愈合，触之质地硬，仍建议患者手术治疗，患者拒绝。处理：上方加减，继服，患者自诉无不适，存活至今。建议患者手术活检检查，隔日服药一剂，定期复查。

问题

（3）初诊时选用的主方是什么？

（4）方中加入白花蛇舌草、七叶一枝花、半枝莲的意义是什么？

病例 2 姜某，男，59 岁，2016 年 11 月 22 日初诊。

[主诉] 下唇正中有一硬结 3 年，溃烂半年余。

[病史] 患者为一名奏乐师，平素性情易急躁，3 年前发现下唇正中内有一绿豆大小的硬结，表面有白色粗糙硬皮，无任何不适症状，未引起重视。半年前在与别人生气后发现唇部硬结变大，表面有小溃烂，涂红霉素药膏溃疡不消失，轻微疼痛。曾做病理，病理切片确诊为高分化鳞癌，建议手术治疗，患者不接受，要求中医药治疗，遂到我院就诊。否认全身系统性疾病史。

[现症] 患者精神欠佳，发病以来口苦、纳差，胁肋不舒，大便溏薄。检查：下唇肿硬，表面溃烂，边缘不整，上覆假膜，微痛。舌质淡红，边有瘀点，苔腻微黄，舌底脉络迂曲，脉弦数。

问题

（1）本案的辨证思路是什么？

（2）为何生气后硬结会变大？

[治疗过程]

初诊：2016 年 11 月 22 日。柴胡 10g，当归 15g，赤白芍各 12g，太子参 30g，焦白术 10g，茯苓 20g，川芎 10g，牡丹皮 10g，陈皮 10g，清半夏 10g，制乳没各 10g，天南星 10g，贝母 12g，炒栀子 10g，山慈菇 10g，白花蛇舌草 15g，甘草 6g。7 剂，水煎服，日 1 剂，早晚分服。

含漱散、舒肝解郁胶囊、重组牛碱性成纤维细胞生长因子凝胶常规使用。对患者进行口腔卫生宣教，嘱慎起居、畅情志，并就本病的治疗进行心理疏导。

二诊：2016 年 11 月 29 日。患者用药 1 周后，溃烂面已基本愈合，疼痛缓解，下唇正中仍肿硬，舌质淡，苔稍腻，脉弦细。处理：上方去制乳没，继服 30 剂。含漱散、舒肝解郁胶囊常规使用。

三诊：2017 年 1 月 4 日。患者服药后，唇部溃烂面消失，唇中部肿硬块面积缩小，触之仍硬，舌质淡红，苔可，脉沉。处理：上方加黄芪 30g，继续服药治疗。密切观察病情，建议手术切除。

问题

（3）本案选用的主方是？

（4）二诊时去掉乳香、没药的意义是？

病例 3 王某，女，47 岁，2015 年 10 月 16 日初诊。

[主诉] 右侧舌边反复溃烂 1 年余。

[病史] 患者诉 1 年前右下后磨牙一锋利残根长期存留，经常摩擦右侧舌边，未处理。起初无糜烂，后进食时不慎将右侧舌边刺破，未引起重视。后溃烂面经久不愈，溃烂部位固定，曾在当地诊所治疗，症状时轻时重，溃烂

范围扩大。组织活检为"鳞癌Ⅱ级"。为求诊治，来我院就诊。

[现症] 患者精神欠佳，面色暗黄，发病以来舌体疼痛，饮食及讲话时不适，流涎腥臭，并伴有心烦、失眠，纳差，二便正常。检查：舌体活动欠灵活，左伸有掣痛感，舌体右侧有 1.0cm×1.0cm 溃疡灶，溃疡边缘不整，中央稍凸起呈小菜花状，基底及舌体触之较硬，疼痛明显，右侧双合诊可触及肿大的淋巴结。舌尖红，苔黄微腻，脉滑数。

问题

（1）患者口腔黏膜反复溃烂，如何与复发性口疮相鉴别？

（2）本案如何辨证？

[治疗过程]

初诊：2015 年 10 月 16 日。黄连 10g，黄芩 10g，木通 10g，淡竹叶 15g，浙贝母 12g，重楼 12g，白花蛇舌草 30g，僵蚕 10g，赤芍 10g，牡丹皮 10g，连翘 15g，丹参 30g，郁金 15g，炮山甲 10g，炒山药 30g，炒薏苡仁 30g，焦三仙各 10g，鸡内金 10g，甘草 6g。7 剂，日 1 剂，早晚分服。

常规消毒，局麻下拔除右下第一磨牙残根。

奥硝唑分散片、红霉素肠溶胶囊、含漱散、重组牛碱性成纤维细胞生长因子凝胶常规使用。

二诊：2015 年 10 月 24 日。患者服药 1 周后，舌面溃疡面较前减小，疼痛减轻，流涎减少，眠差，舌质淡，苔黄，脉弦。处理：上方去炮山甲，加远志 10g、酸枣仁 15g。30 剂，日 1 剂，早晚分服。含漱散、重组牛碱性成纤维细胞生长因子凝胶常规使用。

三诊：2015 年 11 月 26 日。服药后疼痛明显减轻，可正常饮食。处理：按上方加减继服半年，1 个月复诊一次，舌体溃疡基本愈合，肿硬缩小变软，自觉无不适，存活至今。建议患者定期检查，隔日服药一剂，并密切观察病情，建议手术切除。

问题

（3）本病如何辨证施治？

（4）二诊中方药加减的意义？

（5）患者症状明显减轻，为何还要定期复诊，且建议手术治疗？

【问题解析】

病例1

（1）本案患者久病服药，形体消瘦、乏力，结合舌质白、苔厚腻、舌底脉络迂曲、脉沉缓无力，可辨证为气血亏虚、痰浊血瘀。

（2）患者老年，病久体虚，气血乏源，气虚运血无力，致瘀血内阻，气虚失运，痰浊内生，痰瘀互结，凝聚成瘤。

（3）患者为年老患者，本就脾肾亏虚，且肿块溃烂久治不愈，影响进食，久病耗伤气血，故本病选用八珍汤以益气养血，同时加入活血养血、解毒散结类药物。

（4）白花蛇舌草、七叶一枝花、半枝莲均具有清热解毒、消肿散结的作用，现代研究发现，三种药均具有不同程度的抗癌作用。

病例2

（1）患者平素性情易急躁，与人生气后硬结变大，且伴胁肋不舒、口苦纳差等症状，结合舌质淡红、苔腻微黄、脉弦数，可辨证为肝脾不调证。

（2）患者生气后，肝气不舒，气机不畅，影响水湿运行，聚而生痰，痰聚血瘀，上结于唇而致唇部硬结变大。

（3）王教授根据临床症状将本案辨证为肝脾不调证，治以疏肝理气、祛痰化瘀，选用的主方是逍遥散。

（4）乳香、没药均具有活血止痛、消肿生肌的功效。二诊中患者溃烂面愈合，疼痛明显缓解，故去除乳香、没药两味药。

病例 3

（1）该案患者口腔黏膜反复溃烂，因残根反复刺激，溃烂部位固定。复发性口疮溃疡反复发作，溃疡具有"红、黄、凹、疼"的特点，但发作部位不固定，呈游走性，口腔内黏膜皆可发生，有自限性。

（2）患者为更年期女性，平素情志不畅，忧思伤脾，心脾郁热，热毒炽盛，上蒸舌窍，致舌体糜烂，热毒灼伤血脉，血脉瘀阻，不通则痛，舌痛难忍。故辨证为心脾积热、热毒炽盛、痰热瘀结证。

（3）在中医辨证论治的同时，根据本病的西医学病因，先去除不良局部刺激，拔除右下第一磨牙锋利残根。中药配以大量清心降火解毒及活血软坚类药物，以达到清心泻脾、化痰解毒、化瘀散结。同时使用抗生素以控制感染，含漱液保持口腔卫生，重组牛碱性成纤维细胞生长因子凝胶以促进创面愈合。

（4）患者初诊时创面溃烂严重，故用穿山甲（现为代用品）以活血消痈、消肿排脓，二诊时溃烂面较前减轻，且考虑到穿山甲价格昂贵，故去除穿山甲。患者平素易失眠，二诊时眠更差，故加入远志、酸枣仁养心安神，且远志有消散痈肿的功效。

（5）口腔黏膜癌的治疗原则是以手术为主的综合治疗，因此建议患者先行手术治疗，并且要定期复诊。

【学习小结】

口腔黏膜癌的治疗原则是以手术为主的综合治疗。王守儒教授治疗本病坚持中医辨证论治，同时不断学习西医口腔知识，逐渐形成了"中西合参、西为中用"的诊治思想。王教授发现多数黏膜癌患者就诊时已为中晚期，治疗效果不佳，所以早发现、早诊断、早治疗是关键。遇到颊黏膜白斑、红斑、糜烂性扁平苔藓等癌前病变，要提醒患者给予足够的重视，定期复查，并进行活检，以明确诊断。一旦有癌变倾向，应动员患者实施综合治疗，以提高疗效。从以上病案可以看出，口腔黏膜癌的患者多久病体虚，且已经服用大量的药物，久则伤及脾胃。王教授治疗本病时健脾益气以顾护后天，并根据症状不同配以清热解毒、活血消痈、软坚散结及具有抗癌作用的药物。根据患者临床症状，王教授会首先建议患者手术治疗，以提高生存率，术后配以中药调护。对于不愿手术的患者，王教授进行准确的辨病辨证，同时配以西医必要的治疗，密切观察病情。充分发挥中医西医治疗方法和药物的各自长处，取长补短，取得了较好的临床效果。

【课后拓展】

1. 查阅《口齿类要》关于茧唇的描述，并写出自己的理解。

2. 学习西医学对本病的认识、研究和进展。

3. 通过对本病的学习，写出学习心悟。

4. 参考阅读

（1）王守儒，霍勤. 五官病学［M］. 北京：人民军医出版社，2006.

（2）王永钦. 中医耳鼻咽喉口腔科学［M］. 北京：人民卫生出版社，2001.

（3）徐治鸿. 中西医结合口腔黏膜病学［M］. 北京：人民卫生出版社，2008.

（4）陈谦明，曾昕. 案析口腔黏膜病学［M］. 北京：人民卫生出版社，2014.